전 세계 척추 디스크 환자에게
이 책을 바칩니다.

미니맥스 척추시술

초판 1쇄 발행일 | 2014년 3월 25일

지은이 | 이상호 · 우리들병원 척추연구팀
펴낸이 | 이상호
펴낸곳 | (주)우리들척추건강
기획 · 편집 | 박지선

편집 디자인 | 디자인이랑 02) 474-4901
출력 및 인쇄 시조문화사 | **종이** 안성상사 | **제본** 고려미술제본

주소 | 서울시 강남구 청담동 47-3 (우. 110-510)
전화 | 02) 2660-7595 **팩스** | 02) 2660-7599

ISBN 978-89-952369-5-6 14510
ISBN 978-89-952369-0-1 (세트) 14510

값 18,000원

ⓒ 2014 이상호 · 우리들병원 척추연구팀

미니맥스 척추시술

이상호 · 우리들병원 척추연구팀 지음

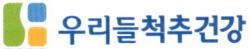

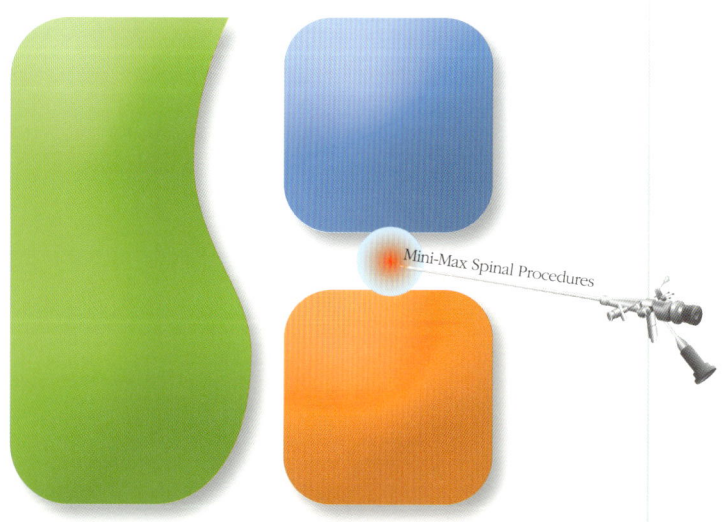

표지 이야기

문자 SH(Spine Health / Sang-Ho Lee) 및 척추라인 S자의 추상적 형태와 척추뼈를 상징하는 두개의 사각형 모양으로 구성된 우리들병원 심볼 마크에 첨단 내시경 기구를 삽입하여 미니맥스 척추시술을 형상화하였다.

또한, 그린, 블루, 오렌지 3색의 조화는 건강 회복과 청결, 친절한 봉사를 상징, 전체적으로 훈훈하고 깨끗한 이미지를 추구하고 있으며 우리들병원의 3대 경영 방법론인 디지털 경영, 차별화 경영, 글로벌 경영을 표현하고 있다.

Contributors

강호영 / 척추 영상의학과 전문의

박찬홍 / 척추 통증의학과 전문의 · 의학박사

배준석 / 척추 신경외과 전문의

안　용 / 척추 신경외과 전문의 · 의학박사

이준호 / 척추 신경외과 전문의

이호연 / 척추 신경외과 전문의 · 의학박사

장상훈 / 척추 신경외과 전문의

장원석 / 척추 통증의학과 전문의

최　건 / 척추 신경외과 전문의 · 의학박사

* 가나다 순

우리들병원 척추연구팀

우리들병원은 1982년 개원 이래 30여 년간 '사랑과 인간 존중'의 치료 철학을 바탕으로 척추 디스크 한 분야만을 집중적으로 치료 연구하며 전 세계인의 기대와 주목을 받는 병원으로 성장했다.

특히 우리들병원은 가능하면 전신마취 하지 않고, 우리 몸의 정상 조직을 최대한 보존하면서 병소만을 안전하게 근본 치료하는 '미니맥스 척추 시술 및 수술' 분야에서 세계적으로 독자적인 업적을 쌓았다는 평가를 받고 있다. 1992년 경피적 내시경 허리 디스크 시술(Percutaneous Endoscopic Lumbar Discectomy)을, 1994년 경피적 내시경 목 디스크 시술(Percutaneous Endoscopic Cervical Discectomy)을 정립하였으며, 2002년에는 국제 최소침습학회 조사 결과, 전 세계 내시경 디스크 시술 시행 병원 19곳 중 시술 성적에서 공동 1위, 시술 건수에선 8000여 건으로 최다 횟수를 기록하며 전 세계의 주목을 받았다.

또한 우리들병원은 척추 신경외과, 척추 정형외과, 척추 내과, 척추 재활의학과, 척추 흉부외과, 척추 복부외과 등 130여 명 척추 전문의를 포함한 1200여 명의 척추 전문가들이 매주 컨퍼런스를 통해 지식과 경험을 공유하고 있으며, 고난도 내시경 시술에 있어서 1000~3000례의 시술 경험을 보유한 숙련된 척추 전문의들이 환자 치료에 매진하고 있다.

우리들병원은 임상 못지않게 연구에도 주력, 척추 단일 치료 과목으로서는 혁신적으로 260여 편의 논문을 세계적 권위를 자랑하는 SCI급 학술지에 등재했으며, 전 세계 의사 교육 교재로 사용되는 텍스트북 20여권(74챕터)을 저술했다.

이 밖에도 우리들병원 국제환자센터 통계에 따르면, 지난 7년간 88개국 7000명이 넘는 외국인 환자들이 우리들병원을 방문했으며, 매년 평균 13% 정도로 빠르게 증가하고 있다. 이 같은 성과는 미국 CNN 및 《뉴욕타임스》, 일본 NHK 및 《니케이 비즈니스》 등 세계적인 매체를 통해 보도된 바 있으며, 3년 연속 미국 의료관광평가협의회(MTQUA; Medical Travel Quality Alliance)의 '의료관광객을 위한 세계 10대 병원'에 선정되며 국제적 위상을 입증하기도 했다.

우리들병원은 현재 서울 강남·서울 강서(김포공항)·서울 강북·부산 온천·부산 동래·대구·포항·광주·광주 북구·전주의 각 병원을 운영하고 있으며, 인도 자카르타·UAE 아부다비·터키·이스탄불 등 해외 네트워크 병원을 비롯해 스페인, 브라질, 콜롬비아 등 해외로의 진출을 앞두고 있다.

우리들병원을 찾은 외국인 환자는 2008년에만 47개국 1,000여 명으로 이 가운데 3분의 1이 미국 환자다. 우리들병원에서 허리 치료를 받은 미국인 그레고리 켈스트롬(Gregory Kellstrom, 42세) 씨는 "미국에서 6개월 걸릴 치료를 우리들 병원에서 하루 만에 해결했다"며 만족을 표했다.
▶ 2008년 11월 16일자 미국 《뉴욕타임스》

한국이 지향하는 것은 외국인 환자들이 단순히 (태국 등 의료관광 선진국들의) 차선책으로 선택하는 수술 시장이 아니다. 우리들병원은 외국 환자들이 척추 치료를 목적으로 선택하는 전문적인 병원이 되고자 노력하고 있다.
▶ 2010년 11월 11일자 미국 CNN

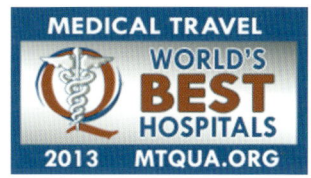

차례 Mini-Max Spinal Proce

여는 글 – 척추 치료의 미니맥시즘(Minimaxism) ······ 10

01 비수술의 한계와 수술의 위험성을 극복한 '미니맥스 척추시술'

1. 고령화 사회의 척추 수술(시술) ······ 18
2. 척추 수술(시술)이 삶의 질을 높인다 ······ 22
3. 어떤 경우 근치(根治)가 필요한가 ······ 27
4. 잘못된 보존요법은 병을 키운다 ······ 29
5. 개방형 척추수술의 위험성 ······ 32
6. 새로운 대안은 미니맥스 척추시술이다 ······ 44
7. 척추 디스크의 치료 단계 ······ 49
8. 병원 선택의 올바른 기준 ······ 51

02 디스크 치료의 혁명, 미니맥스 척추시술

1. 경피적 내시경 허리 디스크 시술 Percutaneous Endoscopic Lumbar Discectomy ······ 56
2. 경피적 내시경 목 디스크 시술 Percutaneous Endoscopic Cervical Discectomy ······ 72
3. 경피적 내시경 등 디스크 시술 Percutaneous Endoscopic Thoracic Discectomy ······ 81
4. 경피적 내시경 허리 디스크 성형술 Percutaneous Endoscopic Lumbar Discoplasty ······ 85
5. 경피적 내시경 목 디스크 성형술 Percutaneous Endoscopic Cervical Discoplasty ······ 98

6. 경피적 내시경 등 디스크 성형술 Percutaneous Endoscopic Thoracic Discoplasty ······ 107
7. 경피적 내시경 요추 신경구멍 성형술 Percutaneous Endoscopic Lumbar Foraminoplasty ······ 114
8. 경피적 내시경 경추 신경구멍 성형술 Percutaneous Endoscopic Cervical Foraminoplasty ······ 119
9. 경피적 내시경 흉추 신경구멍 성형술 Percutaneous Endoscopic Thoracic Foraminoplasty ······ 123
10. 허리 경막외 신경 성형술 Lumbar Epidural Neurolysis & Neuroplasty ······ 129
11. 목 경막외 신경 성형술 Cervical Epidural Neurolysis & Neuroplasty ······ 132
12. 컴퓨터 영상 유도 척추 미세치료 CT-Image Guided Spinal Micro-Therapy ······ 136

03 미니맥스 척추시술 후, 그들이 행복한 이유 ······ 144

전 여자프로골퍼(LPGA) 박지은 님 / 국민가수 윤도현 님 / 영국 응급외과·가정의학과 전문의 로버트 웰스 님 / 영화감독 이준익 님 / 한국 출신 일본 여자프로골퍼(JPGA) 고우순 님 / 마르쿠스 요제프 로스 님 / 클라우스 닐센 님 / 이슬람 무하메드 님 / 인도네시아 내각장관 디포 알람 님 / 데이비드 커너스 님 / 이탈리아 예술가 아넬리스 님 / 이봉예 님 / 나경아 님

04 미니맥스 척추시술의 발전사와 다기관 연구

1. 미니맥스 척추시술의 발전사 ······ 172
2. 경피적 내시경 척추 디스크 시술의 다기관 연구 ······ 187

여는 글 Mini-Max Spinal Proce

척추 치료의 미니맥시즘(Minimaxism)

최근 들어 '미니멀하다'는 수식어가 하나의 트렌드로 각광받고 있는 추세다. '미니멀 룩', '미니멀 가전', '미니멀 가구', '미니멀 캠핑' 등 미니멀리즘은 패션, 건축, 산업디자인 등 다양한 분야에 적용되고 있다.

단순함과 간결함을 추구하는 미니멀리즘(Minimalism)은 제2차세계대전 전후 시각예술 분야에서 출현하여 음악, 건축, 패션, 철학 등 여러 영역으로 확대되어 다양한 모습으로 발전해왔다. 미니멀리즘은 말 그대로 '최소주의'의 심미 원칙에 기초를 두고 예술적인 기교나 각색을 최소화하여 사물의 본질에 이르고자 한다. 회화에서는 고전주의, 인상주의, 표현주의, 입체주의 시대를 거치면서 점차 단순하게 표현되었고 형태도 대형에서 엽서 크기로까지 작아졌다. 사물의 본질에 이르고자 하는 예술의 목표를 가장 효과적으로 달성하기 위해 최소로 간결하게 표현한 것이다.

첨단 IT산업에서도 '미니멀리즘'은 예외가 아니다. 보다 더 단순한 디자인과 직관적인 사용법으로 무장한 새로운 제품들이 앞다투어 출시되고 있으며 그때마다 큰 관심과 폭발적인 판매량으로 대중의 기호가 어디에 있는지를 분명하게 보여주고 있다.

애플의 창업주 스티브 잡스는 단순하면서 편리한 것을 추구한 경영철학으로 유명하다. 그는 "단순한 것이 복잡한 것보다 어렵다."고 말했다. 하지만 "일단 복잡한 것을 정리한 단순함에 이르면 태산을 움직일 수 있는 힘이 생긴다는 믿음을 갖고 있다."고 했다.

최근에는 '미니멀(Minimal)'을 넘어 '미니맥스(Minimax)'라는 개념이 예술, 행정학, 경제학 등 여러 분야에서 널리 적용되고 있다. '최소주의'와 '단순성'의 미학을 넘어 "최대의 효과를 이끌어내는 힘은 바로 최소의 가치에 있다"는, 미니(Mini)와 맥스(Max)의 인과관계에 보다 주목하여 의미의 지평을 넓힌 것이다. '더 적은 것이 더 많은 것을 이루며(Minimum is maximum)', '작은 것이 아름답다(Small is beautiful)'는 것!

'미니맥시즘(Minimaxism)'은 의학 분야에서도 이미 큰 성취를 거두고 있다. 최소의 절개, 최소의 침입, 최소의 손상으로 시술함으로써 최대의 안정성, 최대의 성공, 최대의 효과를 거두는 것이 의학의 미니맥시즘(Minimaxism)이다.

'미니맥스 척추시술(Mini-Max Spinal Procedures)'은 척추 질환을 치료함에 있어서 우리 몸의 정상 조직의 손상은 '최소화'하면서, 오직 핵심 병소만을 간결하게 치료하여 효과를 '극대화'한 모든 형태의 척추 시술을 의미한다. 다른 말로 '최소 침습 척추 치료(Minimally Invasive spine procedures)'라 할 수 있다. 이 시술은 절개 범위가 크고 출혈이 많아 그만큼 합병증의 우려가 큰 개방형 척추수술의 위험성은 극복하면서, 병의 원인을 근본적으로 직접 시술하여 치료율을 높인 것이 특징이다. 환자가 예민하여 시술 중 푹 자고 싶다거나 안전을 위해 환자의 움직임을 제한해야 하는 경우를 제외하고는 전신마취를 하지 않으며, 미세한 바늘이나 볼펜심 혹은 젓가

여는글 Mini-Max Spinal Proce

락 굵기의 관(튜브)을 삽입한 다음 내시경으로 확대 조명하여 관찰하면서 약물과 레이저, 고주파열, 미세 집게, 자동흡입기 같은 첨단 기구를 이용해 병소만을 정밀하게 치료한다. 따라서 결과적으로 흉터가 남지 않고, 정상조직을 최대한 보존하기 때문에 회복이 빠르고, 합병증과 후유증을 최소화한다.

건강한 척추 디스크 조직의 제거, 입원 및 회복기간, 시술 후 흉터, 합병증을 '최소화'함으로써 환자가 일상생활에 조기 복귀하여 경제활동을 정상적으로 수행하고 스포츠와 여가를 즐길 수 있는 경제성을 '최대'로 달성하는 것이다.

나는 척추전문병원 우리들병원을 설립한 후 지난 30여 년간, 이른바 '척추치료의 미니맥시즘(MiniMaxism)'을 위한 길을 걸어왔다.

일찍이 허리가 굽은 어머니와 흉추 디스크 병으로 수개월간 침대에 누워 있는 삼촌을 지켜보면서 자연스레 척추 치료 분야에 관심을 갖게 되었고, 1975년 의사 면허를 취득하고 1980년 신경외과 전문의가 되자마자 103야전병원에 부임하여 척추 치료를 전공 분야로 삼았다. 이후 국립의료원과 국군야전병원을 거쳐 부산통합병원과 녹십자병원에 근무하면서도 척추 디스크 치료에 집중하였다.

그러던 중 내가 알던 기존의 척추 수술에 대한 고정관념을 뒤흔든 사건을 만나게 된다. 1979년 일본 의사 히지카다는 국제학회인 SICOT(Societe Internationale de Chirurgle Orthopaedique at de Traumatologle)에서 다음과 같이 주장했다. "기존의 교과서적 척추 수술은 디스크를 가능한 한 철저히 긁어내고 들어내는 방식인데, 이럴 경우 디스크 키 높이를 유지하지 못하고 내려앉게 된다. 따라서 피부와 근육에 상처를 내거나 뼈를 자르지 않고, 출혈 없이 근본적으로 병소 디스크만 선택적으로 조금 제거해야 한다."

나는 번쩍 정신이 들었다. 스위스의 슈라이브와 로이, 프랑스의 베나제와 가스탕비드, 미국의 마룬과 캄빈 역시 정신을 차렸다.

1989년에는 일본 의사 타지마가 "프랑스, 벨기에, 독일, 스페인, 미국 그리고 한국의 유명한 척추 의사들이 시행한 기존의 경추 수술이 지나치게 파괴적"이라며 새로운 경추 디스크 치료법을 연구할 것을 주문했다. 역시 나와 독일의 후글랜드, 프랑스의 테론과 미국의 치우는 생각을 바꾸게 되었다. 히지카다와 타지마 두 사람의 핵심 이론은 정상 디스크를 다 잘라낼 필요 없이 병소 부분만 부분 절제하여 환자들을 상처 없이 빨리 정상인으로 회복시키 것이다. "절개 수술 시 메스로 크게 잘라낸 섬유륜 구멍은 다시 막히지 않기 때문에 뚫린 구멍으로 다시 디스크 수핵이 빠져나올 수 있지만 디스크 섬유륜에 둥글게 작은 구멍만 내면 다시 봉합될 수 있다."는 것이다.

이를 계기로 나는 가급적 개방형 척추 수술을 줄이기 시작했고 '미니맥스 척추시술'을 개척하기 위해 고군분투했다. 1985년 2월에는 혼자만의 노력에 한계는 느끼고 운영 중인 병원을 동료 의사들에게 맡기고 프랑스 파리로 떠났다. 나는 파리5대학 르네 데카르트 의과대학에 입학하여 해부학 교실과 신경외과 그리고 정형외과의 척추 치료를 집중적으로 공부했고, 손상을 최소화하면서 근본적인 치료 효과는 높인 미니맥스 척추시술을 연구하기 위해 스위스, 독일, 미국 등 세계 곳곳을 찾아 헤매었다.

그리고 마침내 1988년 국내 최초의 척추전문병원 우리들병원을 설립하고, 1992년 경피적 내시경 허리 디스크 시술을, 1994년 경피적 내시경 목 디스

여는글 Mini-Max Spinal Proce

크 시술을 정립하기에 이른다.

그러나 단순함에 이르는 길은 오히려 복잡하고 어려웠다.
환자의 입장에서 간단하고, 안전하며, 빠른 치료를 실현하기 위해서는 반복적인 훈련과 거듭된 연구 그리고 값비싼 첨단 수술기구를 망설임 없이 들이는 도전이 필요했다. 현미경, 내시경, 디지털 내비게이션, 레이저, 고속 드릴, 고주파열 같은 첨단 기구와 장비를 갖추어야만 안전하고 정밀한 미니맥스 척추시술이 가능하기 때문이다.
내시경 도입 초기에는 "왜 그런 불필요한 재주를 피우느냐."는 논란도 적지 않았다. "척추를 크게 절개하고 나사못을 박고 뼈를 이식하고 수혈을 하는 수술만 올바른 척추 교과서적 치료이며, 미니맥스 척추시술은 불필요한 시술"이라고 비난으로 일관하는 구식 교수들이 상당수였다. 한국에서만 그런 것이 아니었다. 일본, 유럽, 동남아, 중국, 미국 등의 국제 척추학회에서 '미니맥스 척추시술'을 강연할 때마다 "자동차나 기차로 충분히 갈 수 있는데 굳이 비행기를 타고 가야 하느냐."는 비판적인 질문을 자주 들어야 했다.
최근에는 평균수명 백세시대를 맞이하여 과거 별다른 도리 없이 방치됐던 노인 환자들까지 안전하게 치료하여 삶의 질을 향상시켜온 노력에 대해 "불필요한 수술의 남용 아니냐."는 공격과 오해를 받기도 했다.

그러나 오늘도 세계 각국의 척추의사들이 미니멀 척추시술을 배우기 위해 그리고 세계 각국의 환자들은 미니맥스 척추치료를 받기 위해 한국의 우리들 병원을 방문하고 있기에, 재발하지 않는 의술, 적응증을 늘리는 의술, 사회

복귀를 앞당기는 의술, 수술 시간을 단축시키는 의술, 흉터를 남기지 않는 의술, 삶의 질 향상시키는 의술에 대한 연구를 멈추지 않을 것이다.

그리고 다시 이러한 성취들을 일반인이 이해하기 쉽도록 설명하여 책으로 묶었다. 학술적인 개념들을 일반인이 알기 쉽도록 재서술하는 일 역시 쉽지 않았지만, 오랜 임상 경험을 통해 터득한 환자와의 소통방법을 바탕으로 최대한 간명하게(미니맥시하게!) 정리하고자 했다.

지금도 상당수 환자가 미니맥스 척추시술로써 근본적인 치료가 가능한 상태임에도, 위험한 척추수술만 있는 줄 알고 고통받고 있다. 개방형 척추수술 후 전신마취에서 깨어나지 못하거나 사망할 수도 있는 위험성, 장기 입원에 대한 부담 그리고 수술 후 부작용에 대한 걱정 때문에 오랜 기간 참고 견디거나 전국 각지를 돌며 비수술 치료를 고집하다가 병을 키운 상태에서 병원 문을 들어서는 것이다.

오랫동안 비수술적 치료를 받아왔지만 여전히 척추 질환으로 고통 받고 있는 환자에게, 근본적인 치료가 절실하지만 척추 수술의 위험성이 두려워 망설이고 있는 환자에게 치유의 희망을 전하며 이 책을 바친다.

2014년 3월

우리들병원 이사장 · 의학박사 이상호

Mini-Max Spinal Procedures

"수술이냐, 비수술이냐?"

많은 척추 디스크 환자들이 안고 있는 딜레마다.

오랫동안 비수술적 치료를 받아왔지만

여전히 척추 질환으로 고통 받고 있음에도,

상당수 환자들은 척추수술의 위험성과 장기입원에 대한 부담,

수술 후 부작용에 대한 걱정 때문에 오랜 기간 병을 방치하거나

전국 각지를 돌며 무분별한 비수술 치료를 고집하다가

병을 키운 상태에 이르러 병원 문을 들어서고 있다.

근본적인 치료가 절실하지만 수술이 두려워 망설이고 있는 환자에게

척추 수술(시술)에 관한 오해를 바로잡고 올바른 정보를 제공하며,

나아가 비수술 치료의 한계와 수술의 위험성을 극복한

혁신적인 '미니맥스 척추시술'을 통해

치유와 삶의 행복에 대한 희망을 전한다.

Mini-Max Spinal Procedures **01**

비수술의 한계와 수술의 위험성을 극복한
'미니맥스 척추시술'

- 고령화 사회의 척추 수술(시술)
- 척추 수술(시술)이 삶의 질을 높인다
- 어떤 경우 근치(根治)가 필요한가
- 잘못된 보존요법은 병을 키운다
- 개방형 척추수술의 위험성
- 새로운 대안은 미니맥스 척추시술이다
- 척추 디스크의 치료 단계
- 병원 선택의 올바른 기준

1 고령화 사회의 척추 수술(시술)

　허리통증은 누구나 살면서 한번 이상 경험하는, 감기처럼 흔한 증상이다. 노화로 인한 자연스러운 퇴행뿐만 아니라 현대인들의 잘못된 생활습관으로 인해 척추 질환은 더 빈발해졌다. 그런데 최근 수술 오·남용에 대한 우려의 목소리가 커지면서 척추 치료 역시 수술적 방법보다 비수술적 방법에 대한 일반인의 선호가 높아지고 있다. 이처럼 척추 수술은 정말 위험한 선택이며 최후의 수단으로 미루어야 할까?

　보건사회연구원이 집계한 우리나라 노인의료비는 2002년 5813억 원에서 2009년 2조4387억 원으로 4배 이상 급증한 것으로 나타났다. 척추 수술(시술)건수 역시 전 세계적으로 증가 추세에 있다. 국제 권위의 척추전문 의학지 《Spine》에 따르면, 1979년과 1999년 사이 경추 및 요추 융합술은 각각 70%와 60% 가량 늘었다. 또 피츠버그대학 메디컬 센터의 발표에 따르면 척추 질환은 환자가 병원을 찾는 이유 중 두 번째이며, 척추 수술(시술)은 전체 수술(시술) 중 세 번째 비중을 차지하고 있다. 미국은 연간 약 100%, 한국은 연간 약 15% 척추 수술(시술)이 증가하고 있다는 보고도 있다.

　일부에서는 이런 수술(시술) 증가세에 대해 과잉진료 때문이라며 비난의 목소리를 높이기도 한다. 하지만 그런 사람들 중 노인의 삶의 질에 대한 대안을 내놓는 경우는 거의 없는 것 같다.

이와 관련해 평균수명의 증가와 그에 따른 고령화 사회로의 진입 현상에도 주목할 필요가 있다. 아무리 관리와 예방을 철저히 한 사람이라고 해도 세월의 흐름을 거스를 수는 없으며 각종 퇴행성 질환은 찾아오기 마련이다. 노인 인구가 증가함에 따라 퇴행성 질환인 척추 수술(시술) 역시 자

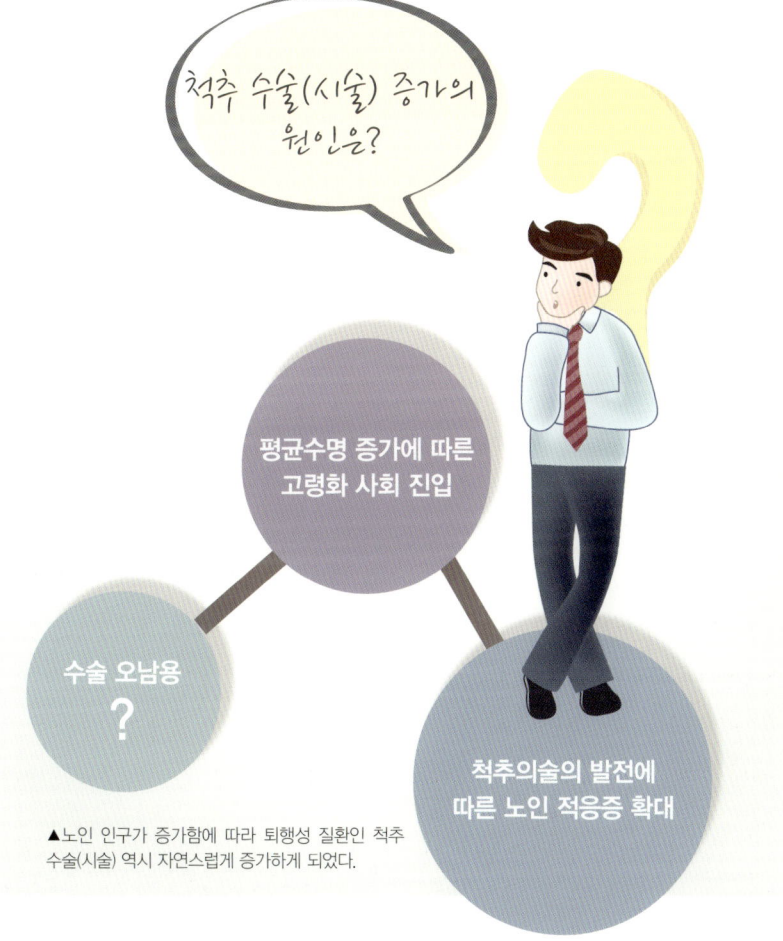

▲노인 인구가 증가함에 따라 퇴행성 질환인 척추 수술(시술) 역시 자연스럽게 증가하게 되었다.

Part 1 비수술의 한계와 수술의 위험성을 극복한 '미니맥스 척추시술'

연스럽게 증가하게 되었다는 분석이 가능하다.

　기획재정부가 발표한 2013년 고령자 통계에 따르면, 2013년 총인구에서 65세 이상 고령자가 차지하는 비율은 12.2%로 1970년 3.1%에서 지속적으로 증가 추세다. 이 비율은 2030년 24.3%, 2050년 37.4%에 이를 전망이라고 한다. 특히 85세 이상 초고령 인구 비율은 2013년 0.9%에서 2030년 2.5%, 2050년 7.7%로 크게 증가할 것으로 내다보고 있다. 유엔 경제사회국은 〈2012 세계 인구 전망 보고서〉를 통해 오는 2045년 한국인의 평균 기대수명은 88.4세, 2095년에는 95.5세로 세계 최장수국이 될 것이라는 전망을 내놓기도 했다.

　인구 구성 변화와 함께 의술의 눈부신 발달 또한 퇴행성 질환에 대한 각종 수술(시술)이 증가하는 원인으로 작용하고 있다. 마취 및 회복 과정의 위험성 등으로 인해 수술(시술)을 받지 못했던 노인층에게까지 대상 범위가 확대된 것이다. 일부 국가에서는 수술(시술)을 비롯한 치료와 관광을 묶은 '의료관광'을 역점 사업화할 만큼 각종 수술(시술)의 증가세는 이미

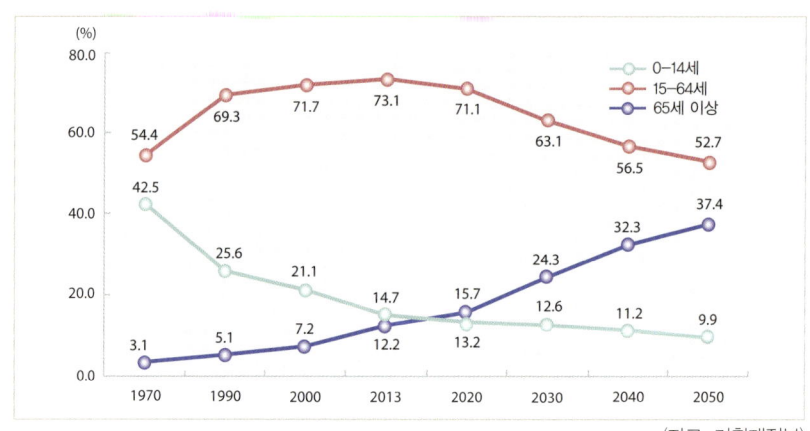

연령계층별 고령인구 추이

(자료=기획재정부)

큰 흐름을 형성하고 있다. 굳이 이런 사례가 아니더라도 본인이나 주위 사람 중에 노화로 인한 퇴행성 질환으로 수술(시술)을 받은 사람을 찾는 일은 이제 어렵지 않다.

하지만 병원을 찾는 일은 여전히 큰 결심을 필요로 하며, 더욱이 수술(시술)을 바라보는 시선에는 불안함이 상존하는 게 현실이다. 삶의 질 제고 차원에서 수술(시술)의 증가세에 대한 이해와 환자들의 올바른 판단이 점점 중요해지는 이유다. 오히려 수술(시술)에 대한 일반인들의 거부감을 키움으로써 시술 및 수술을 기피하고 치료 시기를 영영 놓치는 일은 없어야겠다.

과잉진료로 인한 수술(시술) 증가세의 문제는 의료인들의 자발적인 자정 노력과 함께 법적·제도적 보완 장치도 고려해볼 일이다. 우리들병원은 일찍이 수술을 결정하기 전 다섯 번의 진단과 검사 과정을 반드시 거치고 수술이 결정되어도 3~4명으로 구성된 진료팀 내에서 숙고를 거친 후에 비로소 환자에게 제안하고 있다.

환자들이 치료의 완성이 아닌, 한 과정으로서 수술(시술)을 이해하는 자세를 갖고, 오랜 치료 경험과 활발한 학술 업적을 보유한 의료기관을 선택한다면 노후의 삶의 질은 더욱 높아질 것이다.

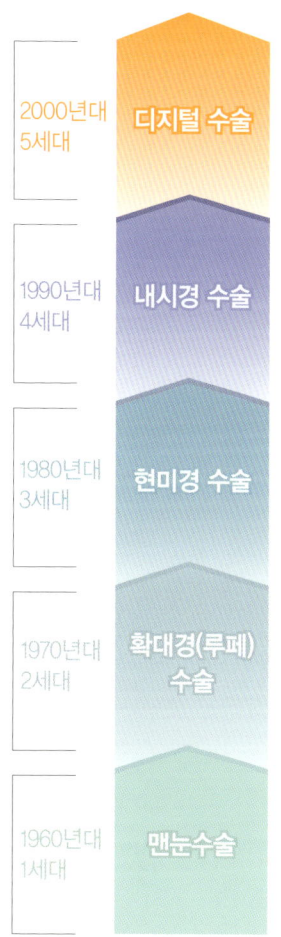

▲의술의 눈부신 발달에 따른 노인 적응증 확대 역시 척추 수술 증가에 한몫하고 있다.

2 척추 수술(시술)이 삶의 질을 높인다

척추 질환은 생명과 직결되는 것이 아닌, 삶의 질과 연관된 특성 때문에 척추 수술에 대한 논란이 끊이지 않고 있다. 암과 같이 생명과 직결된 질환은 일부 후유증이 있어도 수술(시술)하는 데 별 논란이 없지만 척추 질환은 진행성 질환인 만큼 수술(시술)이 잘 되어도 시간이 지나면서 다시 문제가 생길 수 있어 척추 수술(시술)의 논란을 가중시키고 있다.

척추질환은 주로 퇴행성 질환이기 때문에 수술(시술)로써 100% 젊은 시절의 척추로 되돌릴 순 없다. 자동차 부속품을 교체하듯 수술(시술)이 새 척추로 만들어주는 것은 아니다. 수술(시술)은 치료의 종결이 아닌 하나의 과정이며, 치료 기간을 수술(시술) 후 퇴원 시점이 아닌 일상 복귀로 보고 철저하게 사후 관리를 해야 좋은 효과를 얻을 수 있다.

경우에 따라 수술(시술)을 받지 않고 통증을 견뎌온 환자나 수술(시술)을 받은 환자나 10년 뒤에는 똑같이 퇴행성 질환이 더 진행되어 있을 수도 있다. 하지만 수술(시술)을 무조건 기피하며 극심한 아픔을 근근이 견디며 심적 스트레스와 활동 제약을 받은 환자의 지난 10년과 수술(시술)을 받고 통증이 사라져 사회 활동과 여가를 즐긴 환자의 지난 10년간의 총체적 삶의 질과 경제적, 사회적 비용은 하늘과 땅 차이다.

최근 국내 의료진이 척추 분야에서 최고의 권위를 자랑하는 SCI급 국제 의학지 《Spine》에 발표한 논문에 따르면, 척추 수술(시술)을 받은 노인환자가 오히려 더 건강하고 장수하는 것으로 나타났다. 척추관 협착증은 나이가 들면서 척추와 주변 인대 등이 딱딱하게 굳어 신경이 지나가는 척추관이 막히면서 통증을 유발하는 퇴행성 질환으로, 이 질환을 앓는 환자의 경우 오래 걷지 못하는 특징이 있다. 그런데 앞서 언급한 연구에 따르면 척

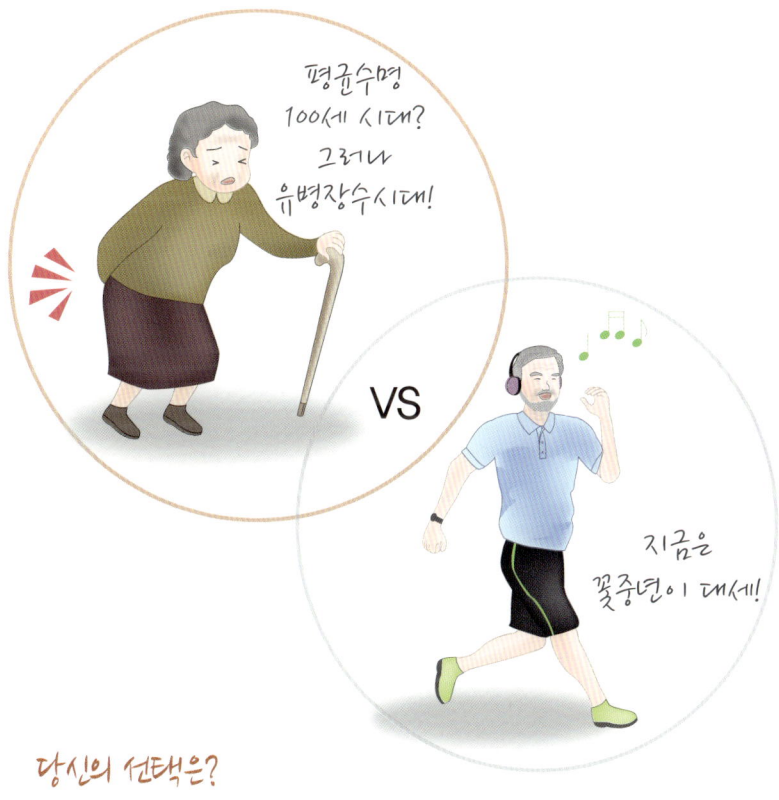

당신의 선택은?
▲수술(시술)이 두려워 극심한 통증을 견디며 스테레스와 활동 제약을 받은 환자와 수술(시술) 후 통증에서 해방되어 운동 능력을 향상시킨 환자의 삶의 질은 하늘과 땅 차이다.

추 수술(시술)을 통해 운동 능력이 향상되면 신체 기능 역시 좋아져 장수한다는 것이다.

해외에서도 수술적 치료와 비수술적 치료에 대한 비교연구는 많은 의료진이 관심을 갖는 과제다. 지난 2008년 SCI급 국제 의학지《Spine》에 실린〈요추디스크탈출증을 위한 수술과 비수술의 비교: 척추 환자 연구의 4년 결과〉에 따르면, 수술적 치료를 받은 환자들이 비수술적 치료 환자보다 신체통증점수(BP), 신체기능점수(PF), 수정된 척추기능장애지수(ODI) 등의 결과 측정에서 모두 유의하게 호전된 것으로 나타났다.

이 연구는 미국 11개 주의 15곳의 척추병원에서 무작위 501명, 코호트(주제와 관련한 특성을 공유한 집단) 743명을 2000년부터 4년간 추적 관찰한 것으로, 특히 일을 하지 않는 환자들의 경우 수술적 치료가 더 유의하게 호전된 결과를 보였다.

2009년 SCI급 국제 의학지《Journal of Bone and Joint Surgery》에 발표된〈퇴행성 척추전방전위증 수술적/비수술적 요법의 비교; 척추질환 환자 치료결과 조사 임상시험(SPORT) 무작위 코호트와 관측 코호트 4년 결과 보고〉에서도 수술을 받은 환자들이 비수술적 치료를 받은 환자들보다 통증 경감과 기능 향상 측면에서 상당히 호전됨을 보여주었다. 이 연구는 미국 13개 척추센터에서 수술 대상으로 진단 받거나 12주 이상 증상이 지속된 무작위 304명, 코호트 303명을 2000년부터 4년간 추적 관찰한 것이다. 특히 코호트 환자군의 경우 처음에 수술을 선택했던 환자의 97%가 수술을 받은 반면에 비수술적 요법을 택했던 33%의 환자들이 결국 수술을 받았다.

척추 수술은 삶의 질을 높이기 위한 치료다. 꼭 수술을 받아야 할 사람이 받지 않거나 조기에 적절한 치료를 등한시한 경우, 젊은층은 경쟁력이

떨어져 사회생활에 지장을 초래할 수 있고 노년층은 활동 부족으로 결국 수명 단축을 초래할 수 있음을 새겨볼 일이다.

> ## "미니맥스 척추수술을 받은 노인이 더 장수합니다"
> – 전직 교사 강정길 님
>
> 저는 1999년 우리들병원에서 척추수술을 받은 후, 팔순을 바라보는 나이까지도 이십 대 젊은이 같은 건강을 유지하고 있습니다.
>
> 처음 허리가 안 좋아졌을 당시, 침도 맞고 한약도 먹고, 기(氣)치료까지 안 해 본 것이 없었어요. 치료를 받고 나면 처음 몇 시간 동안은 안 아팠지만 그러다 다시 아프기를 반복했지요. 걷는 걸 좋아해서 많이 걸어 다녔는데 언제부턴가 점점 속도가 늦어지더라고요. 그러다 얼마 지나고 나니 아예 걷는 일조차 힘들게 되었어요.
>
> 집 근처에 있는 정형외과도 찾아보았지만 통증은 오히려 점점 더 심해졌고, 누워만 있어도 아픈 지경에 이르러서야 지인들의 권유로 우리들병원의 문을 두드렸습니다. 침대에 누워 수술실로 가던 그 순간부터 눈을 꼭 감았던 기억이 아직도 생생하네요. 수술을 받고 나왔는데 수술을 받았는지 안 받았는지도 모를 정도로 하나도 아픈 데가 없어서 정말

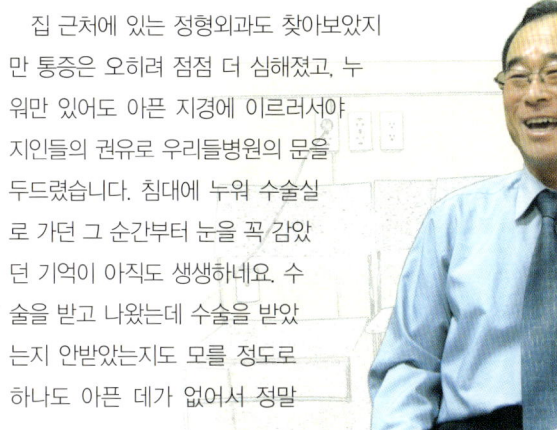

신기했습니다. 거짓말처럼 전혀 아프지도 않고 시간이 흘러도 멀쩡했습니다. 얼마 전에 제 상황에 딱 맞는 기사를 본 적이 있어요.

'척추 수술을 받은 노인이 그렇지 않은 사람보다 더 장수한다'는 얘긴데, 그게 정답입니다. 수술 전에는 몸이 아파서 활동량도 줄고 모든 일에 의욕도 없었는데 수술을 받고 나니 아픈 데도 없고 자연스레 활동량도 늘어나서 훨씬 건강해졌어요. 특히 수술 후 수칙을 꼭 지키는 것은 매우 중요합니다. 당시 미니맥스 척추수술 후 병원에서 석 달 정도 안정을 취하라고 해서 쓸 수 있는 휴가를 다 쓰고 복귀했습니다(그는 교직생활에 몸담았다). 그게 굉장히 큰 도움이 되었습니다.

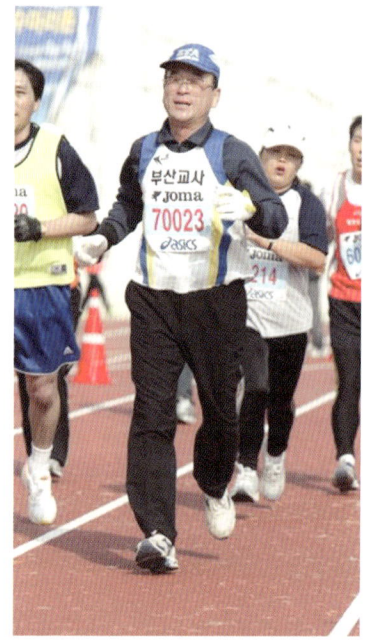

저는 미니맥스 척추수술을 받고 나서 경과가 무척 좋았음에도 불구하고 한 2년간은 무리한 운동을 하지 않았어요. 그리고 2년 후부터 마라톤을 시작했지요. 처음에는 무리하지 않고 걷다 뛰다 하면서 조금씩 몸을 만들기 시작했어요. 그렇게 조금씩 뛰면서 점점 속도를 붙였지요. 대신 나이가 있어 무리하면 안될 것 같아서 딱 10km까지만 뛰었어요. 6개월 만에 거의 10분을 단축시켰어요.

그리고 매일 4km 전후의 한 두 시간 되는 거리는 걸어 다닙니다. 지하철을 공짜로 탈 수 있는 나이지만 그래도 꼭 걸어 다녀요. 집이 동래 우리들병원 근처의 낙민동인데 집에서 온천천을 따라 구서동까지 걸으면 한 시간 반 정도 걸립니다. 온천천은 서울의 청계천처럼 예쁘게 잘 꾸며놓아서 새벽에 운동 삼아 걸으면 정말 행복하답니다!

3 어떤 경우 근치(根治)가 필요한가

    대부분의 척추 디스크 질환은 수술하지 않고 치료될 수 있다. 좋은 자세 유지, 허리 활동 제한, 물리치료나 심부근육자극치료, 신경근치료 그리고 센타르(Centaur) 컴퓨터척추안정운동, 메덱스(Medx) 컴퓨터척추강화운동, 자이로토닉(Gyrotonic) 척추유연운동 그밖에 한방요법과 같은 보존요법을 통해 정상적인 일상생활로 돌아갈 수 있는 것이다.

    그렇다면 척추 수술(시술) 다시 말해, 보다 적극적이고 근본적인 치료(根治)가 필요한 경우는 언제일까? 이에 관해서는 의료계 내에서도 의견이 갈리지만, 대체로 일정 기간 보존요법(약 2~6주)을 시도해보고 만족할 만한 결과를 얻을 수 없을 때 그리고 수술(시술)을 하지 않으면 영구적인 후유증(장애)이 남을 거라 예상될 때 시행하는 것이 바람직하다. 통계적으로 볼 때 척추 수술(시술)의 대상 환자는 전체 척추 질환 환자 중 10% 정도다.

    특히 발가락이나 발목의 힘이 현저히 약해진 경우, 대소변 보는 힘이 약해지거나 다리를 움직이기 힘든 경우, 보행이나 운동 감각이 둔해져 마비 증상이 온 경우에는 서둘러서 병원을 찾아 정확한 진단 후 근본적인 치료를 받아야 한다. 디스크 질환 정도에 따라 차이가 있지만, 보통 근치가 필요한 환자는 발병 후 3개월 이내 치료받아야 완치가 가능하다.

이미 마비가 진행된 다음 불가피하게 개방형 척추수술을 받게 되면, 수술이 잘 되어도 수술 후 여전히 저리고 시린 신경 불편을 호소하는 경우가 적지 않다. 척추신경 이상이 3개월 이상 지속되면 내부 유착이 지워지지 않는 흉터처럼 남아 시리고 불편한 신경병증이 영구적으로 남을 가능성이 높기 때문이다. 따라서 신속하게 정확한 진단을 받은 후 미니맥스 척추시술 또는 미니맥스 척추수술을 받아야 정상적인 일상 복귀가 가능하다.

수술(시술) 여부와 그 방법을 결정하고 치료 성공률을 90% 수준까지 높이기 위해서는 다섯 단계의 진단검사 과정도 매우 중요하다. 첫 단계 검사만으로는 진단 치료 성공률이 50%에 불과하며, 다섯 단계의 정확한 진단검사를 거쳐야 치료 성공률을 90%대로 높일 수 있다. 정확한 정밀 진단을 통해서만 후유증과 합병증 없는 미니맥스 척추시술을 할 수 있으며, 적절한 치료를 통해 증상 호전은 물론 아프거나 불편하기 이전의 상태로 돌아가 정상적인 생활까지 할 수 있게 되는 것이다.

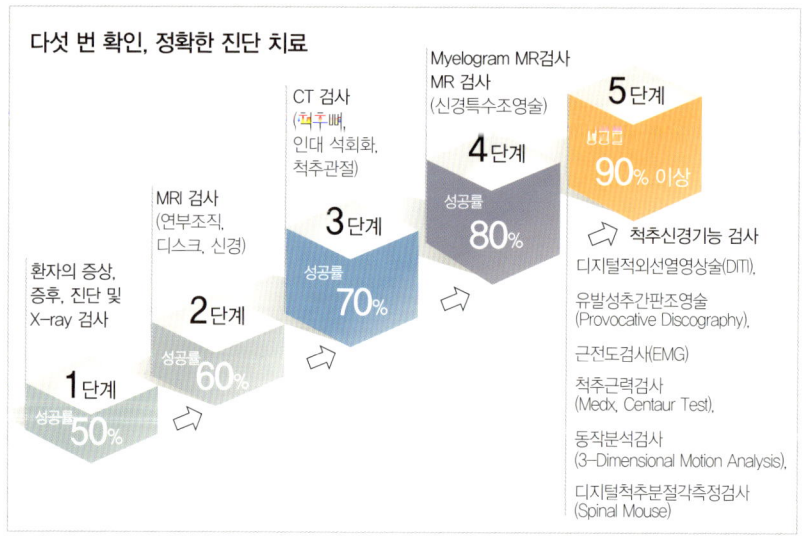

4 잘못된 보존요법은 병을 키운다

　무분별한 수술(시술) 오남용은 분명히 경계해야겠지만, 정확한 진단 후 환자 상태에 알맞은 치료를 제때 시행하는 것은 매우 중요하다. 하지만 대다수 환자들은 개방형 수술이 두려워 무조건 근본적인 치료를 기피하거나 "척추 수술(시술)은 가급적 하지 않고 참으면 저절로 낫는다"는 잘못된 정보를 접하며 시의적절한 치료를 받지 않고 병을 키우는 사례가 적지 않다.

　환자 김모 씨(남, 58세)는 오랫동안 비수술적 치료만 고집하다 되려 병을 키운 상태로 병원을 찾았다. 그는 지난 2003년 산행 중 허리 통증이 발병한 이후, 오랜 기간 참고 견디며 근근이 일상생활을 지속해오다가 통증이 급격히 심해진 최근 2년간은 반복적으로 스테로이드 주사치료를 받아왔다. 하지만 일시적인 통증 개선 효과만 보았을 뿐 오히려 주사치료의 부작용으로 인해 척추 신경이 지나는 구멍에 지방층이 두터워져 심한 척추관 협착증으로 발전했고 결국 척추수술을 받아야 했다.

　다행히 김씨는 성공적으로 미니맥스 척추수술을 받고 퇴원했지만, 조금만 더 일찍 내원해 척추 전문의에게 정확한 진단과 상태에 맞는 근본적인 치료를 받았더라면 굳이 전신마취를 하는 수술적 방법이 아니라 미니맥스 내시경 시술만으로 치료할 수 있었는데, 시기를 놓쳐 '호미로 막을 걸 가래로 막

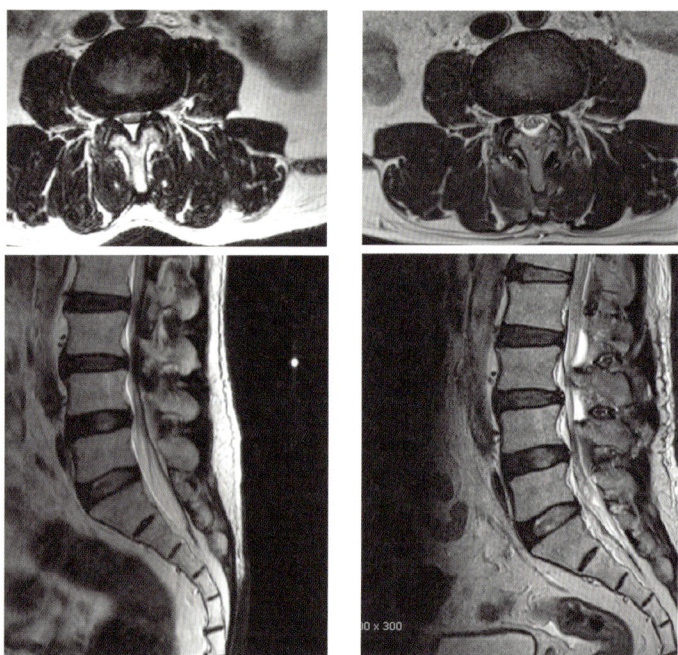

▲김모 씨는 비수술적 치료만 고집하다가 척추 주사치료의 부작용으로 인해 마비가 생겨 불가피하게 전신마취를 해야 하는 수술적 치료를 받았다.

은 셈'이 되었다.

 디스크 수핵보다는 염증을 일으킨 신경근에 초점을 둔 치료가 약물 치료다. 흔히 척수 신경의 경막 외부에 국소마취제 또는 부신피질호르몬을 주사하는 방법이 많이 쓰이고 있는데, 이 시술은 마취과 혹은 척추 전문의가 정밀히 시행해야 하는 방법으로 급성기에 효과가 좋다. 그러나 만성 디스크 병에는 효과가 아주 낮으므로 그 적응증이 제한되어 있다.

 디스크 수핵 탈출증을 근본적으로 고치는 먹는 약이나 혈관 주사, 근육

주사는 현재까지는 없다. 단지 탈출된 디스크 수핵은 저절로 낫는 경향이 있으므로 그때까지 통증이나 불편을 견딜 수 있도록 진통소염제를 처방하는 것이다. 4주 이상 약을 장기 복용하거나 혈관 또는 근육주사를 사용하는 것은 바람직하지 않다. 한약도 예외는 아니다.

간혹 수술을 앞둔 젊은 척추 디스크 환자 가운데 간 수치(GOT, GPT)가 늘어난 경우를 볼 수 있는데, 간이 일부 상해 있어 척추 수술을 연기하거나 취소하고 물어보면 대부분 디스크 병을 치료하겠다고 너무 많은 양약과 한약을 장기 복용한 경우다. 한약이든 양약이든 남용한다면 대부분 간에 가서 분해되므로 간을 상하게 할 수 있기 때문이다.

또한 간섭파, 광선, 전기, 자기장, 레이저, 초음파, 열 혹은 얼음, 향료오일을 이용한 물리치료는 일종의 통증치료라고 말할 수 있다. 탈출된 디스크 수핵을 근본적으로 고치는 것이 아니라 저절로 나을 때까지 진통 소염하며 유착을 방지하는 데 초점을 둔 것이므로 6주 이상 계속하는 것은 바람직하지 않다.

> **Advice** | 디스크 병에는 약이 없다?
>
> 디스크를 직접 고치는 약이 있는가? 고개를 갸웃거리는 의사들도 있을 것이다. 간을 직접 고치는 약이 있는가? 역시 의사들은 고개를 갸웃거린다. 간과 마찬가지로 디스크를 고치는 약은 없다.
> 전문 외과의사뿐만 아니라 간 전문 내과의사도 급성간염을 직접 치료하는 약은 없다고 선언한다. 간염은 바이러스에 의해 발병하는데, 현대 의학이 눈부시게 발전했어도 유감스럽게도 바이러스 병을 치료하는 좋은 약 즉 우리 몸 속에 있는 바이러스를 죽이는 약은 없다. 독일이나 프랑스, 미국이나 일본에 가도 간 질환을 직접 치료해 주는 약은 없다.
> 현재까지는 디스크 병에 즉효인 어떤 약도 없다고 말할 수 있다. 디스크 내부에는 혈관이 없기 때문에 약을 먹어도 디스크 속에 도달할 수가 없다. 더구나 상한 디스크 수핵에만 도달해 그것만 녹여 주는 약은 없다.

# 5 개방형 척추수술의 위험성

개방형 관혈적 척추수술에 대한 두려움으로 인해 수술을 기피하고 보존요법으로 견뎌온 환자도 더 이상 통증이 해결되지 않고 상태가 악화되면 최후에는 수술적 치료법 즉, 근본적인 치료 방법을 고려하게 된다. 이 때 상당수 환자들은 출혈로 인한 수혈과 장기적 요양에 대한 부담감, 수술 후 부작용, 상태 악화의 가능성 그리고 마비 발생 또는 사망 위험성 등을 우려하며 심지어 유서까지 쓰고 수술실에 들어가는 환자도 있다.

개방형 관혈적 척추수술은 정상적 척추 구조(뼈·근육·혈관·신경·관절·인대·섬유륜·디스크 수핵 등)를 손상시키기 때문에 합병증 발생 우려가 있고 치료 기간이 길며 일상생활로 정상 복귀하기 까지 오래 걸렸다. 그렇다보니 '절대 수술하지 마라', '수술하면 불구가 된다', '잘못될 수도 있는 척추 수술을 남용하지 마라', '최악의 상태로 죽을 지경으로 불편해지면 그때 수술하라', '못 걸을 정도가 되면 그때 와서 수술하라', '수술한다고 좋아진다는 보장이 없다', '마비가 되면 수술하러 오라', '경과를 봐야 마비가 풀릴지 좋아질지 알 수 있다'는 말을 환자는 물론 의사들까지 하곤 했다.

실제로 많은 환자들이 디스크 수술을 받다가 복부 혈관이 손상되어 과다 출혈로 인해 사망했다는 보도가 여러 차례 있었다. 개방형 디스크 수술은 피튜이터리 포셉(Pituitary Forcep)이라는 수술용 집게를 사용하는데, 이 집게는 폭 10mm 정도의 크고 날카로운 아가리가 앞 끝에 있어 디스크를 타이어처럼 둘러싸고 있는 섬유륜이 약해져 있거나 구멍이 있을 경우, 복부 쪽으로 들어가 대동맥, 대정맥과 같은 큰 혈관을 손상시킬 위험이 상존한다. 미국의 문헌에 따르면 디스크 수술을 받은 사람 만 명 중 두세 명이 혈관을 다치며 그 중 절반은 사망했다고 한다.

또한 디스크 내부를 굵고 긴 수술용 집게로 건드리면 정상 디스크 조직 역시 망가질 수밖에 없다. 이런 이유로 인공 디스크를 삽입하거나 금속 디스크통을 이용한 뼈융합술을 시행해야만 디스크의 정상 높이를 유지할 수 있었다. 상당수 환자가 이러한 합병증과 사망(드물지만)이 두려워 절개 방식의 개방형 척추 디스크 수술을 꺼리고 있다. 디스크 질환으로 고생하는 수많은 환자가 수술을 받지 못해 약물 복용과 물리치료만으로 견디며 학업과 업무에 지장 받을 정도로 고통 속에 살고 있는 것이다.

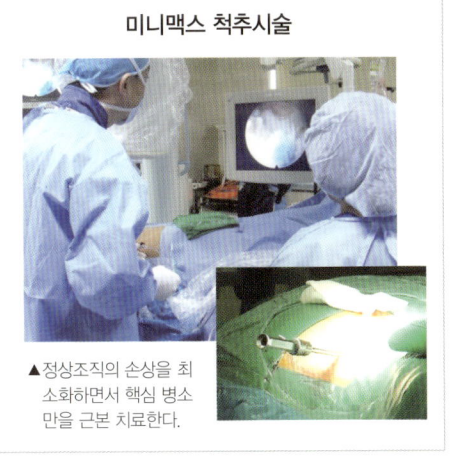

개방형 관혈적 척추수술 / 미니맥스 척추시술

▲정상조직에 많은 손상을 가하기 때문에 합병증 위험이 높다.

▲정상조직의 손상을 최소화하면서 핵심 병소만을 근본 치료한다.

개방형 척추 디스크 수술법은 메스를 사용하기 때문에 수핵을 둘러싸고 있는 섬유륜에 사각형의 큰 구멍을 낼 수밖에 없는데, 디스크 수핵은 이 큰 구멍을 통하여 제거되기 때문에 큰 수술용 집게만 있으면 충분하다. 그런데 이렇게 생긴 큰 구멍은 영원히 막히지 않아 디스크 수핵 조직이 다시 재발되어 빠져나가기 쉬운 문제가 있어, 눈에 보이지 않는 부분의 디스크 조직까지 모두 제거하게 마련이다. 집게 아가리의 폭이 10mm가 넘기 때문에 아무리 조심해도 디스크 조직을 많이 훼손할 수밖에 없다.

Advice | 척추 수술의 합병증과 후유증

내시경 시술, 현미경 수술, 육안 수술 등 척추 수술로 인한 후유증 또는 합병증이 생길 확률은 대개 5~15%로 보고되고 있다. 따라서 수술이 어떤 방식으로 시행되는지 미리 알아보는 것이 필요하다.

〈급성 합병증〉

1. 척수 신경 손상 ─혈액 공급 장애에서 오는 허혈성 신경 장애
현미경 또는 내시경의 밝은 조명으로 확대해 수술한다면 신경을 수술 중 다치는 일은 거의 드물다. 여기서 말하는 것은 수술할 때 신경을 손상하지 않았음에도 신경에 영양과 산소를 공급하는 혈관이 경련을 일으켜 신경이 붓고 상하는 것을 말한다. 가능성은 1% 이하다. 대개 오랫동안 신경의 혈관이 압박당한 채 6개월 이상 지나버린 경우다. 이미 신경의 혈액 순환에 장애를 일으킨 심한 디스크 병인 경우이거나 만성적으로 1년 이상 이미 혈액 순환에 장애를 받은 경우에 생길 수 있다.

특히 척추관 협착증이 동반되어 있을 때 오랫동안 신경으로 가는 혈관들이 졸려 있어 수술로 막힘을 뚫어 주면, 오히려 혈액 순환에 급격한 변화를 보여 아주 드문 일이지만 일시적으로 신경 장애가 생길 수 있다. 이미 약해진 발목이나 발가락에 약간의 마비가 생길 때가 많다. 그래서 미국 필라델피아의 척추 의사 캄빈은 디스크 수핵 탈출로 인해 명백히 다리로 가는 신경이 눌린 상태라면 3개월 이상 두지 말고 그 전에 근본적인 치료를 하는 것이 이런 신경 장애를 막는 길이라고 했다. 그러나 신경이 끊어지거나 다친 것이 아니므로 대부분 시간이 지나면 회복된다. 요추부의 척수 신경은 재생이 되는 말초 신경이므로 6개월 이상 2년 정도의 오랜 시간이 지나면 회복이 가능하다. 그러나 드물긴 하지만 영구히 회복되지 않는 경우도 물론 있다.

신경이 졸린 지 오래된 환자를 수술할 때, 의사는 가능하면 혈관을 다치는 일이 없도록 주의하고, 어느 정도 출혈이 된다 하더라도 전기 소각기로 혈관을 응고시키는 일은 삼가는 것이 좋다.

2. 척수 신경근 다침

수술 중 척수 신경근이 명백히 다치는 경우는 약 1% 정도로 매우 드물다. 의사들의 합병증률 보고는 0.4~4%로 다양하다. 내시경이나 미세 현미경 수술의 이점은 이런 신경 손상을 예방할 수 있다는 점이다.

과도한 출혈, 지나친 신경 당김이 없도록 하고 현미경을 사용해 대낮처럼 밝은 조명과 크게 확대된 시야에서 수술하는 것이 보다 좋다. '단순하고 쉬운 디스크 병'은 없다. 각종 레이저를 비롯해 내시경과 현미경, 적절한 수술 기구와 장비가 모두 갖추어져야 보다 안전하다. 의사는 디스크 수술 경험이 많은 의사에게 충분한 훈련(최소 50회의 수술 참관 경험)을 받은 다음 사체실습을 통해 수술을 직접 시행해 보고 난 뒤 비로소 환자를 맡아야 안전하다.

수술 도중에 척수 신경근을 전혀 다치지 않고 수술이 잘 되었음에도 불구하고 수술 후에 원래 있던 운동 신경 마비나 감각 신경 이상이 호전되지 않거나 오히려 더 악화되는 수가 있다. 이런 사람들은 수술을 너무 늦게 결정해서 그렇게 된 것이다.

발가락 또는 발목의 힘이 약해지고 다리(발바닥, 발등, 발목, 종아리)의 감각이 남의 살처럼 둔해지고 다리 들기와 허리 굽히기가 불편한 상태에서 6개월 이상 지나면 대개 척수 신경근 내부에 흉터가 생긴다. 늦어도 6개월 이전에 신경 감압술(디스크 수핵 부분 절제술)을 받아야 신경근들이 다시 정상으로 회복된다.

파열되었거나 심하게 탈출된 디스크 수핵이 6개월 이상 신경근을 누르고 있으면 신경근 내부의 국수 다발 같은 신경줄들이 엉겨붙어버려, 수술이 성공적으로 시행되었음에도 감각 이상과 마비가 사라지지 않는 수가 왕왕 있다. 따라서 다리 감각 이상이나 발가락 힘이 약해진 경우에 완전히 정상적인 신경이 되려면 가능한 3개월 이내, 늦어도 6개월 이내에는 디스크 수술을 받아야 한다. 다리의 마비가 가볍다고 하여 침술과 척추 교정 또는 민간 요법으로 시간을 낭비하지 말자.

3. 척수 신경 경막 다침
전선을 생각하면 허리 척수 신경 모양을 이해하기 쉽다. 전선을 잘라 보면 바깥에 막이 있고 그 속엔 머리카락 같은 가는 줄들이 수없이 들어 있다. 수없이 많은 국수 다발 같은 가는 신경줄은 지주막과 경막이라고 부르는 막 속에 둘러싸여 있다. 안쪽 막은 투명하고 아주 얇으며 거미줄처럼 보인다 하여 지주막이라고 부른다. 바깥 막은 종이처럼 두텁고 희며 탄탄한 막으로 경막이라고 부른다.

이 경막이 수술 도중에 찢어지는 수가 있는데, 이럴 땐 가는 실로 봉합을 하거나 베리플라스트라는 지혈제로 막는다. 대개는 별 문제점이 없지만 가끔 경막과 지주막이 동시에 찢어져 뇌척수액이 흘러나오거나 뇌척수액이 풍선처럼 고여 요통을 일으키는 수가 있다. 뇌척수액이 고이는 것을 척수막낭종 또는 가성 척수막류라고 부른다. 이런 현상은 아주 드물며 전체 척추 디스크 수술 환자의 1% 이하에서 볼 수 있다. 자각 증상은 일어서면 요통이나 신경통이 오면서 허리 상처 부위가 볼록해진다. 서서 척수 조영술을 시행하면 진단해낼 수 있다.

척수막낭종이 생기면 수술로써 낭종을 제거하고 찢어진 경막을 봉합해준다. 요사이는 인공 경막이 있어 경막 봉합술이 보다 용이해졌다.

4. 마미 신경총 일부 다침
마미 신경총이 손상되면 대소변의 장애가 온다. 척추 의사 스팡포르트의 보고에 따르면 2504명의 디스크 수술 환자 가운데 5명에게서 발생했다. 수술로 인한 직접 손상은 거의 없고 신경 유착을 방지하려고 한 지방 이식술이 오히려 신경을 압박한 경우 또는 수술 후 지혈이 되지 않아 생긴 혈종이 신경을 압박한 경우에 발생할 수 있다. 최소 2년이 지나면 대부분 좋아지지만 회복되지 않는 이도 있다. 이를 예방하려면 가능한 한 척추 고리판을 조금만 제거하고, 미세 현미경을 사용해 신경이 노출되는 부위가 적도록 해야 한다.

5. 결합된 신경근 일부 다침

한 개의 디스크 위로 한 개의 신경근이 지나간다. 그러나 해부학적으로 2~14%에서는 하나의 디스크 위로 두 개의 신경근이 결합된 채 지나간다.

이런 선천적 이상이 있는 사람이 디스크 수술을 받으면 척수 신경근이 다칠 위험성이 보다 높다. 여기에는 세 가지 경우가 있다. 결합 신경근이 명백히 다침으로 인해 신경학적 결핍이 늘어나는 경우, 결합 신경근이 찌그러져 신경근 유착이 보다 심해지는 경우, 두 개의 신경근 중에서 일부는 여전히 디스크 수핵 탈출증으로 인해 압박되어 통증이 계속되는 경우다. 수술 전에 MRI, CT 자료를 충분히 검토하여 결합 신경근이 탈출된 디스크 위로 지나가면 허리의 정중앙으로 접근해 수술하지 말고 측방 혹은 앞쪽에서 접근하는 수술법으로 바꾸어야 한다.

6. 허리 근육 손상

근육을 옆으로 벌리는 리트랙터(허리 근육 벌리기)라는 것이 있는데, 그 넓이는 1cm부터 2cm, 3cm까지 다양하다. 넓이가 좁은 것에서부터 넓은 것까지 경우에 따라 무작위로 사용한 후 근육 손상 정도를 조사해보니 좁은 리트랙터일수록 근육 손상이 적음이 밝혀졌다.

근육을 조금만 벌리고 하는 디스크 수술이 근육 손상이 적다는 의미다. 그렇지만 수술해야 할 부위가 크거나 디스크 병이 악화되어 그 디스크의 이상이 척추 관절에 전달되고 그 관절의 이상이 겹쳐 요추 불안정증이 동반되는 디스크 병이라면 어쩔 수 없이 절개 부위가 커질 수밖에 없다. 가능하면 적게 절개하고 되도록이면 앞쪽 복부 쪽에서 접근하는 수술법을 먼저 고려해 보는 이유가 여기에 있다.

7. 복막염

디스크 앞쪽에는 대장과 소장이 있는데, 이런 창자의 일부가 아주 드물게 손상을 받을 수 있다. 콩팥이나 요관 손상도 아주 가끔 있었다는 보고가 있다. 굉장히 드문 일로 디스크 수핵이 앞쪽으로 탈출함으로 인해 1cm 정도 두터운 섬유륜에 균열이나 구멍이 날 수 있다. 이런 경우에 집게나 기구가 쑥 미끄러져 들어가 손상을 줄 수 있으며, 이로 인해 수술 후에 배가 아플 수 있다.

배가 터질 듯이 붓는 경우가 생기기도 하지만, 저절로 낫는 경우는 매우 희박하기 때문에 발견되는 대로 빨리 개복 수술을 해야 한다. 대개 발견만 되면 회복이 가능하다. 요관이 부분 손상된 경우는 개복하지 않고 내시경으로 가는 관을 넣어 고칠 수도 있다.

8. 복강 내 혈관 손상

복강 안에는 대동맥과 대정맥이 있고, 대동맥은 두 가닥으로 나뉘어 총장골 동맥으로 오른쪽과 왼쪽 다리로 각각 내려간다. 대정맥은 오른쪽으로 치우쳐 있으면 양쪽으로 요추 제4번과 제5번 밑에서 오른쪽 왼쪽 장골 동맥으로 나누어져 내려간다. 요추 제5번과 천추 제1번 사이의 디스크병을 수술할 때보다 요추 제4번과 제5번 사이 디스크 수술을 할 때 복부 안의 혈관이 손상될 위험성이 조금 더 있다. 약 1만 명에 1명 정도 이런 합병증이 있다. 대개는 앞쪽에 섬유륜이 두텁게 자리를 잡기 때문에 앞쪽으로 레이저, 집게, 자동흡입기, 칼 같은 기구가 들어가서 혈관 손상을 줄 가능성은 거의 없다.

 아주 드물게 앞쪽의 섬유륜에 구멍이 나 있는 경우, 즉 배 쪽으로 디스크 수핵이 빠져나간 경우에 이 혈관이 다칠 수가 있으며, 그 분지가 양쪽으로 나뉘는 부위가 제3, 제4번에서 나뉘어 내려오는 해부학적 변형이 있는 경우가 많다. 수술 도중에 마취과 의사는 혈압의 변화를 주시해야 한다. 만약 조금이라도 변화가 보인다면 혈관 손상을 염려해야 한다. 척추 의사는 수술 도중에 이상을 느끼면 즉시 혈관 외과의에게 연락해야 한다. 빨리 발견되면 복부를 통한 혈관 봉합으로 회복이 가능하다.

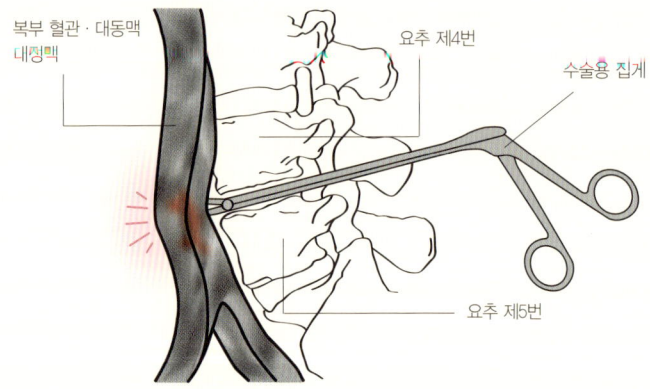

▲개방형 척추 수술법의 가장 심각한 합병증은 수술용 집게(피튜이터리 포셉)에 의한 복부 혈관 손상이다.

9. 폐색전증

0.1~1.2%에서 합병증으로 올 수 있다. 수술 전에 움직이지 않고 누워 있었던 사람에게 올 수 있으므로, 가급적이면 움직이는 것이 예방에 중요하다. 미니맥스 척추시술보다 금속 나사못 수술 같은 큰 수술이 더 폐색전증이 쉽게 올 수 있으므로 가능하면 미니맥스 척추시술(수술)을 택하도록 한다.

〈아급성 합병증〉

1. 신경 유착증

맹장염이나 복막염 수술 후에 창자들이 장간막 등과 유착을 일으킬 수 있는 것처럼 척수 신경근이 유착될 수 있다. 유착을 방지하기 위해 가능하면 수술하지 않는 보존 요법을 시도해 보고, 그래도 불편하면 절개하지 않는 수술 – 가장 먼저 미니맥스 척추시술을 검토해 봐야 한다. 그것도 안 되어 절개 수술을 해야 한다면 가능한 한 미니맥스 척추수술을 시도하는 것이 좋다.

유착을 방지하려면 수술 후 되도록 빨리 다리를 움직여주는 것이 좋다. 우선 좀 불편하더라도 걷기를 하되, 수술 후 3일째에는 한 번 걸을 때 500m, 수술 후 2~3주째에는 1000m, 수술 후 4주 내지 6주에는 1500m로 점차 늘려간다. 이후에는 빠른 걷기로, 왕복에 걸리는 시간은 한번에 15분 정도, 거리는 1500m 정도가 적당하다.

수술 후 6주부터는 약 3개월간 1주일에 두 번 내지 세 번 정도 척추 재활 운동이 필요하고, 3개월 후에는 1주일에 두 번 내지 세 번 정도 등산을 3개월간 시행할 필요가 있다.

2. 허리 약화증

오랫동안 허리를 제대로 쓰지 않고 치료기간 동안 운동을 하지 않으면 원래 약한 허리 근육이 더욱 가늘어지고 짧아지며 약해질 수 있다.

게다가 수술을 해야 하는 경우 근육 손상을 받을 수도 있다. 근육 손상을 최소한으로 하기 위하여 가능하면 작고 짧게 절개하고 작고 가는 근육 견인 기구를 사용하는 것이 좋다. 그러려면 척추 수술 시에도 미세 현미경을 사용할 필요가 있다. 수술 후 4~6주 후에는 반드시 운동 치료를 시행해 허리를 강화시킨다.

3. 요추 불안정증

척추 디스크가 변성되면 허리가 약해지는데, 이런 상태에서 광범위하게 수술을 할 경우 척추가 더욱 약해져 척추가 움직일 때마다 아픈 요추 불안정증이 생길 수 있다. 디스크 수술 후 신경통이 없어져 다리는 좋아졌는데 허리가 점차 아파 오는 경우에는 이 요추 불안정증을 의심해 본다. 50% 이상 척추 관절을 잘라낸 경우, 한 개의 관절을 완전히 제거한 경우 수술을 광범위하게 한 경우에 올 수 있다. 여성에게 보다 많이 나타난다.

요추 제5번과 천추 제1번 사이에서는 불안정증이 잘 안 생긴다. 요추 제4번과 제5번 사이에서 보다 잘 생기고 젊은 사람일수록 잘 생긴다. 원래 디스크 간격이 넓었던 사람이 좁아지면서 생길 수도 있다. 디스크 수술 후에도 요통이 있는 사람의 18%에서 발견된다. 따라서 가능하면 미니맥스 수술을 먼저 고려해 봐야 한다. 척추 관절을 반 이상 보존하는 것이 필요하고, 꼭 관절을 절개해야 할 경우에는 척추 고정술이나 인대 성형술을 통하여 허리를 보강해줄 필요가 있다.

오랫동안 허리가 아프다가 비교적 최근에 좌골신경통이 생겨 디스크 수술을 받은 사람 중에서 다리 아픈 것은 좋아졌는데 요통은 계속 있거나 오히려 허리가 더 아픈 경우가 있다. 이런 사람들은 수술받기 전에 이미 요추 불안정증이 있던 사람들이다. 동적인 허리 엑스레이 촬영, 요추 간판 조영술을 통해 문제점을 확인하고 척추뼈융합술을 받으면 요통이 호전될 가능성이 있다. 앞쪽 척추뼈융합술이 가장 안전하고 효과적이나 경우에 따라 뒤쪽 허리에서 금속 나사못 고정술을 필요로 한다.

4. 요추 간판염

디스크 자체에 염증이 생기는 것을 요추 간판염이라고 한다. 디스크 수술 환자의 0.5~2.7%에서 발생한다고 여러 의사들이 보고했다.

이 경우는 수술 후 2주에서 3개월 사이에 너무도 심한 요통이 발생하여 옷깃만 살짝 스쳐도 자지러질 정도로 아프다. 경과가 좋아 이제 나았구나 싶은데 갑자기 꼼짝도 못하게 된다. 급성 복막염처럼 극심하게 아프다. 혈액 검사를 하면 혈구 침강 속도가 증가되어 있다. 초기 진단에는 MRI가 가장 좋다. 디스크 내에서 삼출액을 뽑아 세균을 배양하면 대부분 세균이 나타나지 않는다. 이런 이유로 어떤 의사들은 척추 간판염은 세균성이 아니라 류머티즘 같은 자가 면역 질환이라고 주장한다.

시간이 지나 엑스레이를 찍어 보면 디스크 사이가 좁아져 있고 디스크의 종판이 침식되어 있다. 수술은 대개 필요 없다. 척추 융합 수술을 하지 않고 그냥 두어도 자연적으로 융합된다. 세균을 찾지 못하더라도 혹시 올 수도 있는 골수염을 예방하기 위해 항생제를 약 4~6주간 사용하면서 절대 안정을 한다. 경우에 따라서는 경피적으로 디스크 내부에 직접 뉴클레오톰이란 바늘을 넣어 항생제로 세척하기도 한다. 그 후 허리 보호대를 차고 3개월이 지나면 대부분 자연 치유된다. 척추 의사 필가드의 보고에 의하면 대부분의 요추 간판염은 완벽히 나을 수 있으며, 6개월에서 1년 사이에 저절로 뼈 융합이 일어나 척추가 안정된다.

5. 요추 골수염

이 합병증은 대단히 드물다. 처음에는 요추 간판염처럼 보인다. 그러나 간판염은 상태가 점차 좋아지나 골수염은 차차 더 아파진다. 피 검사에서 백혈구와 혈구 침강 속도의 증가가 보인다. 50%에서는 몸에서 열이 난다. 간판염과 달라서 세균 배양 검사에서 세균이 발견된다. 초기에는 엑스레이상 이상이 없다. 4주쯤 지나야 요추뼈 몸통 파괴가 보인다. 대부분 요추뼈 몸통의 앞 쪽, 중간 쪽에서 이상이 보인다.

경피적으로 가는 바늘을 넣어 염증액을 뽑아내어 세균 배양 검사를 한 다음에 항생제로 내부를 씻어내면 요통이 많이 줄어든다. 대부분은 세균 배양 검사에 따른 항생제를 투여하고 절대 안정을 취하면 낫는다. 그러나 점차 요추뼈 몸통 파괴가 심해지거나, 신경학적 증상이 나타나면 복부 쪽으로 접근하여 복강경을 이용하거나 개복을 하여 요추뼈 몸통 소파술과 뼈융합술을 받으면 낫는다.

6. 경막상 농양

신경 경막 바깥에 세균성 고름이 생기는 것으로 아주 드물게 발생한다. 수술 후 바로 생기면 출혈로 인한 혈종과 구분이 안 된다. MRI 진단이 가장 좋은 방법이다. 감압술을 시행하고 고름을 씻어낸 다음 항생제를 사용해야 한다. 이런 경막상 농양은 대부분 요추 골수염과 동반되므로 발견 즉시 2차 수술을 하여 상처를 열고 염증액을 씻어내는 배농 수술을 하는 것이 좋다.

7. 지주막염

뇌척수액과 신경줄을 둘러싸고 있는 얇고 투명한 막이 거미줄 같다 하여 지주막이라 하는데 여기에 염증이 생기는 것이 지주막염이다.

과거에는 CT나 MRI가 없어서 디스크 수술 전에 반드시 척수 신경 조영술을 해야만 했다. 척수 신경은 일반 엑스레이에서는 보이지 않아 과거에는 기름을 바탕으로 한 조영제를 사용했다. 아주 드물게 이 지용성 조영제에 대한 과민 반응으로 인한 지주막염이 생길 수 있었다. 지주막염 환자의 90%에서는 과거에 척추 수술을 위해 판토페이크란 지용성 조영제를 사용해서 척수 신경 조영술을 받은 적이 있었다.

지주막염이 생기면 견딜 수 없는 통증, 대소변 장애, 부분 신경 마비가 온다. 재활 운동 요법을 하면 17%는 좋아지나 57%는 효과가 없고 14%는 시간이 지남에 따라 점점 더 악화된다. 62%는 일을 할 수 없을 지경이고 34%는 술과 약을 과용하면서 살아간다. 평균 잔여 수명도 14년으로 짧아진다고 가이어는 보고했다.

요사이는 수용성 조영제를 이용하기 때문에 지주막염이 거의 생기지 않지만 가능하면 척수 신경 조영술은 하지 않는 것이 좋다. 그러나 수술을 위해 꼭 척수 신경 조영술을 해야만 하는 경우가 있는데, 이때는 피가 나지 않도록 조심해야 한다. 만약 피가 나면 즉시 중단하고 다음 기회로 미룬다. 척수 신경 속에 부신피질호르몬 같은 약물 주입은 피한다. 디스크 수술시 척수 신경을 가급적 건드리지 않도록 소중히 다루어야 한다.

8. 디스크 내부 파괴증(내장증)

디스크 원인성 요통은 요추 디스크의 내부가 장애를 일으켜 주변 척추의 종판에까지 대사 변화를 일으킨 경우에 온다. 가장 좋은 진단은 MRI다. 척추 디스크 주변의 골수에까지 대사 활동이 잘못되어 있는 것이 사진에 보인다. 디스크 자체는 보통 새까맣게 보이고 척추뼈 몸통의 일부가 색깔이 변해 있다.

척추 간판 조영술을 해보면 심한 요통이 발생하고 디스크가 변성이 된 것이 나타난다. 이런 디스크 내부 장애증이 이미 발병한 사람은 탈출 디스크 수핵 수술이 잘 되어 다리에 가는 통증이 없어지더라도 허리는 계속 아프거나 더 많이 아파진다. 또는 원래는 주변 척추의 종판에까지 변성이 되어버리는 디스크 내부 장애증이 없더라도 디스크 수술의 반복으로 인해 뒤늦게 합병증으로 일어나는 경우도 있다.

이때는 오래 앉아 있거나 오래 서 있으면 심한 요통이 생기고, 허리를 구부려 세수나 머리를 감지 못하고 일을 하지도 못한다. 누워 있으면 편해지지만 움직이면 허리가 아픈 증상을 보인다. 치료법은 뒤쪽 척추뼈 몸통 사이 융합술, 뒷가쪽 가로돌기 융합술, 앞쪽 척추뼈 몸통 사이 융합술, 그리고 앞뒤쪽 병용 뼈융합술(한꺼번에 앞뒤를 할 수도 있고, 1차 2차로 나누어 할 수도 있다)이 있다.

여기서 뒤쪽 척추뼈 몸통 사이 융합술은 선택하지 않는 것이 좋다. 왜냐하면 이 수술이 통계적으로 제일 어려우며, 수술 후 신경 유착성 반흔이 많이 발생하기 때문이다. 또한 척수 신경의 노출이 보다 넓고 척추 관절을 보다 많이 잘라내야 하며 척수 신경 손상을 받을 위험성이 보다 많기 때문이다.

1차로 복강경을 이용해 앞쪽 척추뼈 몸통 사이 융합술로써 85%에서는 좋아진다. 15%에서는 2차로 뒷가쪽 가로돌기 융합술을 하는 병용 뼈융합술이 가장 최선이라는 여러 의사들의 주장에 나는 동의한다.

9. 디스크 간격 좁아짐으로 인한 가쪽 척추관 협착증

디스크 수술을 하고 난 뒤 16%에서 디스크 간격이 좁아지고 가시뼈가 생기며 관절 비후가 생긴다. 원래 협착증을 가지고 있어 디스크 수술 때 신경 구멍 확장술을 했는데도 바깥 쪽 신경 구멍이 다시 좁아지는 경우도 있고 새롭게 바깥 쪽 협착증이 생기는 경우도 있다. 수술 후 괜찮다가 몇 년 지난 뒤 다시 점차적으로 다리가 아파 오는 것이 대표적인 증상이다. 척추 관절염이 생기면서 점차 만성 요통이 오기도 한다.

치료는 짧은 기간의 침상 안정, 비스테로이성 진통소염제, 척수 신경 경막외 주사요법, 허리 보호대, 자전거 타기, 등산, 수영, 에어로빅 운동, 메덱스 척추 기구 운동을 통해 대부분 낫는다. 그런 보존요법을 3~6개월 시행하여도 계속 아프면 앞쪽 척추뼈 몸통 사이 융합술 또는 뒤쪽 척추뼈 몸통 사이 융합술을 하여 척추 디스크의 높이를 높여 주면 다리의 통증과 요통이 함께 없어질 수 있다.

10. 디스크 부족증(디스크 변성증)

관혈적 개방형 수술의 경우, 메스로 디스크 섬유륜을 절개하면서 커진 구멍이 다시 막히지 않아 디스크 탈출증이 재발되는 경우가 약 15~25%에 이른다. 이런 이유로 의사들은 디스크 내부에 잔존한 수핵까지도 가능한 철저히 긁어낸다. 이렇게 되면 자연히 디스크 높이가 낮아지고 디스크 수핵의 쿠션 기능을 상실해 장기간 만성요통이 생긴다. 디스크 부족으로 인한 요통증이다.

6 새로운 대안은 미니맥스 척추시술이다

'미니맥스 척추시술(Mini-Max Spinal Procedures)'은 우리 몸의 건강한 조직의 손상은 '최소화'하면서 오직 핵심 병소만을 간결하게 치료하여 효과를 '극대화'한 모든 형태의 척추 시술을 의미한다. 비수술적 치료 효과의 한계와 개방형 척추수술의 위험성은 극복하면서 병의 원인을 근본적으로 직접 시술하여 치료율을 높인 것이 특징이다.

지금도 상당수 환자가 미니맥스 척추시술로써 근본적인 치료가 가능한 상태임에도, 위험한 척추수술만 있는 줄 알고 고통 받고 있다. 개방형 척추수술 후 전신마취에서 깨어나지 못하거나 사망할 수도 있는 위험성, 장기입원에 대한 부담 그리고 수술 후 부작용에 대한 걱정 때문에 오랜 기간 참고 견디거나 전국 각지를 돌며 무분별한 비수술 치료를 고집하다가 병을 키운 상태에 이르러 병원 문을 들어서고 있는 것이다.

'미니맥스 척추시술'은 척추 주사요법, 물리치료, 약물요법, 바른 자세, 운동치료와 같은 비수술적 치료를 오랫동안 받아왔음에도 여전히 척추질환으로 고통 받고 있는 환자 그리고 근본적인 원인치료가 절실하지만 개방형 척추 수술의 위험성이 두려워 망설이고 있는 환자에게 새로운 대안을 제시하고 있다.

'미니맥스 척추시술'은 환자가 예민하여 시술 중 푹 자고 싶다는 경우나 안전을 위해 환자의 움직임을 제한해야 하는 경우를 제외하고는 대부분 정맥마취와 부분마취만으로 이뤄진다. 환자는 시술 중에도 의식이 있기 때문에 의사는 환자에게 문제가 없는지 통증은 없는지 확인하면서, 영상증폭기나 컴퓨터단층촬영기, 자기공명영상진단기 또는 컴퓨터 내비게이션을 이용하여 정확하고 정밀하게 병변 부위를 탐침할 수 있다. 이후 안전이 확인되면 미세한 바늘이나 볼펜심 혹은 젓가락 굵기의 내시경 관(튜브)을 삽입한 다음, 약물과 레이저, 고밀도 초음파, 고주파열, 미세 집게, 자동흡입기 같은 특수기구를 이용해 병소만을 선택적으로 치료한다. 이때 미세 카메라를 통해 환하게 확대된 내부 모습을 컴퓨터 모니터 화면으로 자세히 관찰할 수 있다. 또 최근에는 CT나 X-MR 같은 첨단 영상 장비의 안내를 받아 미니맥스 척추시술을 시행함으로써 안전성과 시술의 정교함을 더하게 되었다.

결과적으로 '미니맥스 척추시술'은 피부, 근육, 요추 후궁판, 척추 관절, 디스크 수액 및 섬유륜과 같은 정상 조직을 보존하여 디스크 본래의 높이와 쿠션 기능을 유지하기 때문에 흉터가 남지 않고

새로운 대안은
작은 상처 · 큰 효과
'미니맥스 척추시술'

비수술적 치료의 한계는 낮추고(Mini) 안전성은 높인다(Max)

개방형 척추수술의 위험성은 낮추고(Mini) 효과는 높인다(Max)

회복이 빠르다. 또한 근육을 벌리거나 뼈를 자르지 않으며 신경을 건드리지 않기 때문에 수혈이 필요 없고 부작용이나 합병증의 발생률과 재발률 역시 현저히 낮추었다. 이러한 장점으로 인해 '미니맥스 척추시술'은 전신마취가 위험한 노약자는 물론 심장병, 당뇨병, 장기 이식으로 면역 억제제를 복용하는 환자도 감염의 위험 부담 없이 시행할 수 있다. 시술받은 당일, 퇴원(75%)하거나 최대 1일 정도 입원하고 회복도 빠르기 때문에 오랫동안 입원할 수 없는 학생과 직장인은 물론 흉터를 걱정하는 연예인이나 방송인, 시술 후에도 역동적인 운동을 해야 하는 스포츠 선수들도 부담 없이 시행할 수 있다.

'미니맥스 척추시술'이 처음 개발된 1990년대에는 일부 정형외과 의사들이 이 시술에 대해 곱지 않은 시선을 보냈다. 이미 디스크가 심하게 망가져 연골까지 상한 환자, 척추신경에 이상 있어 잘 걷지도 못하는 환자, 허리가 삐뚤고 잘 서지 못하는 환자를 수술하지 않고 내시경 시술로 고친다는 사실을 그들은 받아들이지 못했고, 책이나 강의, 매스컴을 통해 "내시경 레이저 시술로 나은 환자들은 보존요법만으로도 저절로 나을 사람들"

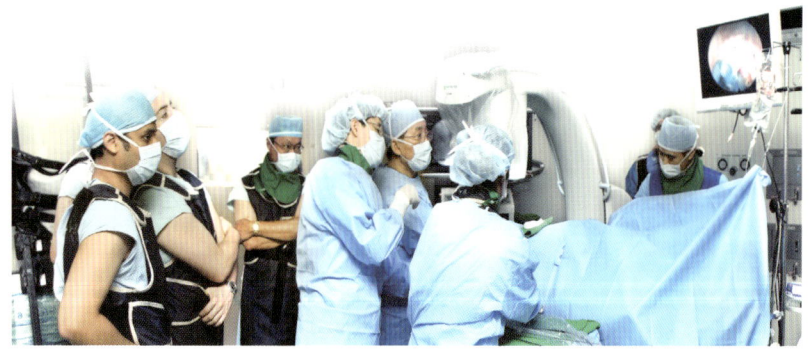

▲ 미니맥스 척추시술은 당장의 통증 해소에만 머물지 않고 환자로 하여금 퇴원 후에도 정상인과 같이 건강하고 행복한 삶을 영위할 수 있도록 하는 첨단 치료법이다.

이라고 잘못된 주장을 했다. 그들은 살과 근육을 벌리고 뼈를 자르고 신경을 당긴 다음 디스크를 절제하고 불안정해진 허리를 다시 금속으로 된 스크류 막대 나사로 재조립하는 것만이 척추수술이라고 믿었다.

그러나 현재는 세계 각국의 척추의사들이 '미니맥스 척추시술'을 배우기 위해 그리고 세계 각국의 환자들은 치료를 받기 위해 한국을 방문하고 있다. 그리고 오늘도 재발하지 않는 의술, 적응증을 늘리는 의술, 사회 복귀를 앞당기는 의술, 수술 시간을 단축시키는 의술, 흉터를 남기지 않는 의술, 삶의 질 향상시키는 '미니맥스 척추시술'에 대한 연구는 계속되고 있다.

Advice | 미니맥시즘은 복잡하고 어려운 과정의 결과다

'미니맥스 척추시술'은 환자 입장에서는 절차가 간단하지만 의사에게는 복잡하고 어려운 시술이다. 핵심 병소만을 근본 치료하면서 시술 절차가 간단하고 회복이 빠른 시술을 성공적으로 시행하기 위해서는 그 만큼 반복적인 훈련과 정밀한 술기를 요하는 것이다.

이 시술을 집도하는 의사와 마취의, 방사선사, 간호사는 최소 50건 이상의 내시경 시술을 조수하고, 최소 5년 이상 내시경 척추 전문병원에서 훈련을 받은 경험이 있어야 성공적인 시술이 가능하다. 또한 척추 전문의와 마취 전문의, 전문 방사선사, 전문 간호사, 엔지니어 등 각 분야의 척추 전문가가 한 팀을 이뤄 진행해야 오류를 방지하고 치료율을 극대화할 수 있다.

이러한 사실을 뒷받침하는 대표적인 일화가 있다. 150여 명의 일본 의사들이 내게서 내시경 시술 교육을 받았지만 그들 중 이 시술을 성공해낸 의사는 드물었다. 일본 동경의 모 대형 종합병원의 경우, 단 두 명의 의사를 1년 이상 우리들병원에 유학시켜 내시경 시술을 훈련을 받게 하고, 지금은 아낌없이 투자해 내시경 시술 장비를 갖추고도 첫 시술에 실패했다. 반면, 척추외과 의사, 마취과 의사, 간호사, 방사선사 등 관련 의료인을 모두를 우리들병원에 유학시킨 나고야의 이토 병원은 첫 번째 내시경 시술에 성공하여 현재는 동경까지 진출했다.

'미니맥스 척추시술'은 의사 한 사람만이 아니라 내시경 척추시술 팀 전체가 충분한 경험과 지식을 습득하고 훈련했을 때만 성공할 수 있는 것이다.

Q&A | 미니맥스 척수시술, 이 점이 궁금해요!

남녀노소 누구나 수술을 두려워한다. 젊은 사람은 괜히 수술을 했다가 보기 싫게 흉터가 생기지 않을지, 활동적인 스포츠를 즐길 수 없게 되는 건 아닌지 걱정할 것이며, 고령자는 혹시 전신마취에서 깨어나지 못하는 것은 아닌지, 수술 후 합병증이나 후유증은 없을지 걱정을 하게 마련이다. 내시경 디스크 성형술은 바로 이러한 기존 척추 수술의 위험성과 한계를 해결하면서 시술 후 삶의 질은 높여주는 혁신적인 시술법이다.

Q 시술 후 마취에서 깨어나지 못할까봐 두려워요
A 미니맥스 척추시술은 국소마취를 시행합니다.
　전신마취가 아닌 국소마취를 시행하기 때문에 환자는 의식이 있는 상태에서 의사와 대화를 나누며 안전하게 시술을 받을 수 있어요. 따라서 젊은 층뿐만 아니라 70~80대 초고령 층의 환자도 안심할 수 있습니다.

Q 사정상 입원을 위해 장기간 휴가를 낼 수 없어요.
A 미니맥스 척추시술은 하루 만에 퇴원할 수 있습니다.
　입원부터 퇴원에 걸리는 시간은 평균 24시간입니다. 또 회복이 빨라서 바쁜 수험생이나 직장인도 장기 입원에 대한 부담을 가질 필요가 없습니다.

Q 보기 싫은 흉터가 남는 게 싫어요.
A 미니맥스 척추시술은 흉터가 남지 않습니다.
　피부나 근육을 절개하지 않고, 가는 내시경 관을 피부에 찌르듯이 삽입해 치료하기 때문에 시술 중 신경을 압박하지 않아 통증이 적고 흉터가 남지 않습니다.

Q 시술 후 활동에 제약은 안 생기나요?
A 시술 후에도 활동적인 스포츠나 노동이 가능합니다.
　시술 후에도 스포츠나 노동, 성생활과 같은 활동적인 일상생활이 가능하며, 시술 후 오히려 허리에 힘이 들어가고 튼튼해지는 경우도 많습니다.

Q 후유증이나 합병증의 위험은 없나요?
A 미니맥스 척추시술은 매우 안전합니다.
　뼈나 근육을 절제하지 않고 건강한 디스크를 대부분 보존하기 때문에 척추관의 손상이나 척추 불안정증을 유발하지 않습니다. 또 시술 중 항생제가 혼합된 식염수로 디스크 내부의 독소를 씻어내므로 감염률이 매우 낮습니다. 척추 신경을 전혀 건드리지 않아 신경 경막 외부 출혈이나 신경 주위 섬유 유착이 생기지 않습니다.

7 척추 디스크의 치료 단계

척추 디스크 질환은 환자의 상태에 따라 알맞은 단계에서 치료해야 한다. 가장 먼저 약물·물리치료, 운동치료, 통증주사치료와 같은 보존적 치료를 시도해야 하며 1단계에서 대부분 치료가 가능하다.

그러나 호전되지 않아 근본적인 치료를 요하는 경우에는 다음 단계인 전신마취를 하지 않고 상처를 내지 않는 내시경 디스크 시술이나 내시경 디스크 성형술과 같은 미니맥스 척추시술을 시도해보는 것이 좋다. 이 내시경 시술은 합병증이나 후유증의 위험이 거의 없기 때문이다. 이런 미니맥스 척추 시술로도 낫지 않으면 그 다음 단계인 절개 수술, 관혈적 수술을 비로소 고려해 본다. 이 경우에도 최대한 정상 디스크나 정상뼈 조직을 보존하는 미니맥스 척추 수술과 미니맥스 뼈융합술을 먼저 검토해보고, 그것이 어려울 경우에만 마지막 최악의 경우에 시행하는 전통적 뼈융합술 표준 수술 단계로 넘어가야 한다.

독일의 성엘리자베드 병원의 척추 의사 베르타놀리와 나는 척추 디스크 치료 단계를 아래와 같이 7단계의 계단식 그림으로 표현했다. 내가 굳이 이 그림을 만든 것은 2단계, 3단계에서 고쳐질 환자가 최악의 단계에서 시도하는 6단계, 7단계 수술을 먼저 선택하는 우를 범해서는 안 된다는 신념에서다. 미니맥스 척추 치료법으로 나을 수 있다면 큰 수술은 할 필요가 없다는 것이 나의 치료 철학이다. 뼈를 절제하고 나사못을 박아야 하는 전통 수술은 수혈이 필요하고 수술 시간이 오래 걸리므로 이런 큰 수술은 최악의 경우에서만 필요한 것이다.

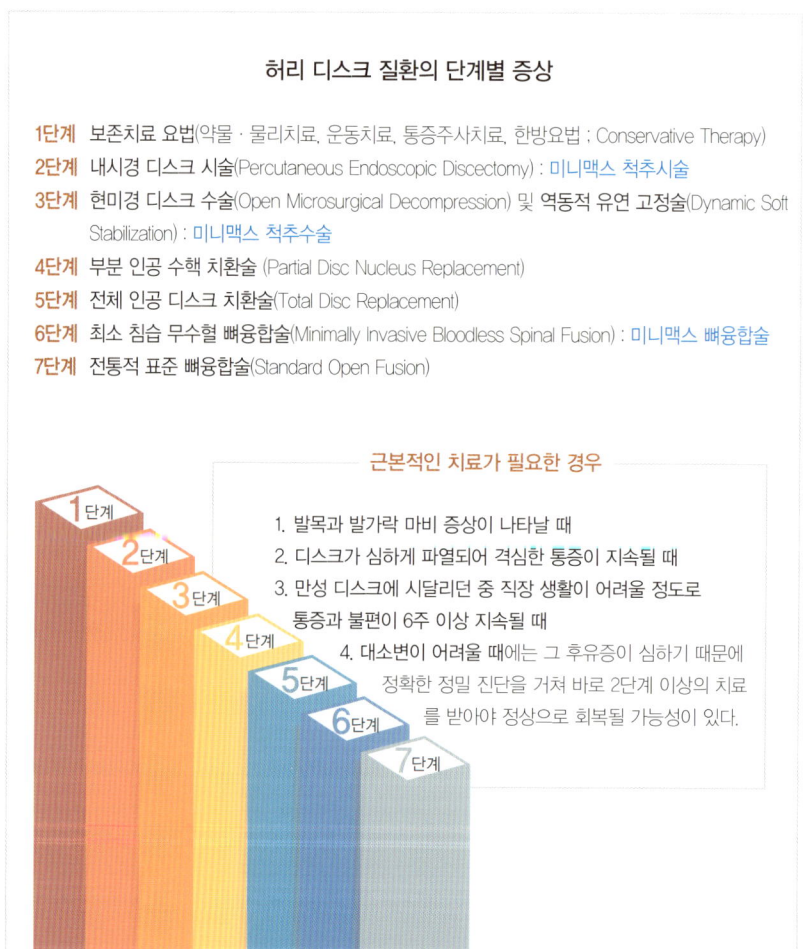

8 병원 선택의 올바른 기준

척추 수술(시술)을 결정하기에 앞서 병원의 선택은 매우 중요한데, 반드시 의사의 임상 경험이 풍부하고, 권위있는 국제학술지에 활발히 논문을 발표하는 등 학문적인 토대가 튼실한 병원을 찾아야 한다. 많은 환자들이 신문 방송 등 매스컴에 널리 홍보된 병원을 찾는 경우가 많은데 이는 참고 사항일 뿐 선택의 기준이 되어선 안 된다. 나는 한 병원에 척추 전문의가 세 명 이상은 있어야 근본적인 원인치료를 안전하게 시행할 수 있다고 믿는다. 단독으로 결정하기 보다는 여러 명의 척추 전문의가 서로 지식과 경험을 공유해야 오류를 최소화하고 진단율과 치료율을 극대화할 수 있기 때문이다.

자신이 받게 될 시술 또는 수술법에 대해서 꼼꼼히 따져보고 확인하는 것도 중요하다. 환자는 '의사가 어떤 수술(시술)을 하려고 하는지', '병원에는 얼마나 입원해야 하는지', '수술(시술) 후 얼마나 통증이 있을 것인지', '최악의 경우에는 어떤 일이 생길 수 있는지', '수혈이 필요한지', '만약에 수혈해야 한다면 어떻게 혈액을 준비할 것인지'에 관해 의사에게 물어볼 권리가 있다.

척추 디스크 수술(시술)의 종류는 수없이 많다. 여러 형의 자동차가 있고 여러 형의 비행기가 있듯이 내시경도 여러 종류가 있고 레이저도 여러 종류가 있다. 어떤 기구를 사용하는지, 어떤 철학이나 원리로 수술(시술)을 하는지 의사들에게 물어봐야 하는 이유다.

따라서 근본적인 치료가 필요하다면 가장 먼저 미니맥스 척추시술을 받을 수 있는지를 확인하고, 이 방법을 시행하기에 늦었다면 그 다음으로 안전한 수술법은 무엇인지 물어본다. 처음부터 광범위한 큰 수술은 피하는 것이 좋기 때문이다.

또 수술(시술)을 집도할 의사가 그 수술(시술)에 대해 얼마나 많은 경험을 보유하고 있는지 확인한다. 1년에 100례 정도는 규칙적으로 척추 수술(시술)을 하는 의사가 가끔 하는 의사보다 안전하고 성공률이 높다. 그 밖에도 마취 방법이나 부작용에 관해서도 확인해야 한다. 특히 수혈 문제는 심각하다. 빈혈인 사람의 피, 간염 바이러스나 에이즈 바이러스를 가진 헌혈자의 피일 수도 있기 때문이다. 선진국인 프랑스, 스위스, 독일, 일본, 미국에서도 수혈로 인한 C형 간염, 에이즈 등이 전염된 사람이 상당수 있었다. 수혈하지 않아도 되는 미니맥스 척추시술인지 수혈이 필요한 큰 수술인지를 꼭 확인할 필요가 있다.

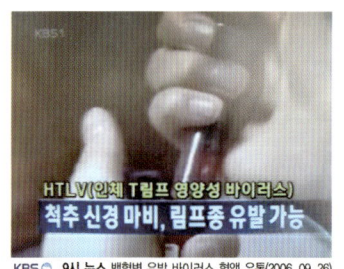

▲개방형 척추 수술은 과도한 출혈로 인해 수혈이 불가피하여 감염 위험이 있으나, 미니맥스 척추시술은 수혈이 필요 없어 안전하다.

수술 후 빠른 회복은 현대인에게 대단히 중요하다. 이 문제는 수술 방법을 선택하기 전에 꼭 의사에게 물어 보아야 한다. 휴직이 필요없는 경제적인 방법이 가장 최선이지만 어쩔 수 없이 휴직을 해야 한다면 얼마나 쉬어야 하는지 물어본다. 직장인은 물론 학생, 특히 수험생에게는 인생이 걸린 문제이기 때문이다.

시술(수술) 결정에 앞서 체크해보세요

- ☑ 국가 면허와 충분한 자격을 갖춘 척추 전문의인가
- ☑ 첨단 시설과 장비, 시스템, 척추전문인력을 갖추고 있는가
- ☑ 파괴적 개방형 수술이 아닌 미니맥스 척추치료가 가능한가
- ☑ 시술 성공률이 높고 합병증과 후유증 위험이 낮은가
- ☑ 집도의의 수술 경험이 많은가
- ☑ 3인 이상의 척추 전문의가 있는 병원인가
- ☑ 마취 전문의가 있는 병원인가
- ☑ 시술(수술) 입원기간과 회복기간이 짧은가

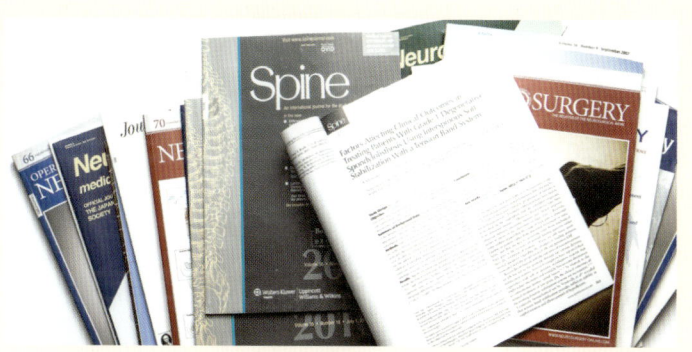

▲의사의 수술 경험, 병원의 첨단 장비와 시스템, 연구 성과는 좋은 병원 선택의 중요한 기준이 된다. SCI(Science Citation Index) 등재 학술지는 미국의 톰슨 로이터스(Thomson Reuters)가 전 세계 잡지를 대상으로 과학기술 분야에서 기여도 높은 학술지를 엄선해 발표하는데, 수록된 논문은 최고 권위의 연구 성과와 신뢰성을 인정받은 것으로 평가된다.

Mini-Max Spinal Procedures

'미니맥스 척추시술'은
우리 몸의 정상 조직의 손상은 '최소화'하면서
오직 핵심 병소만을 간결하게 치료하여 효과를 '극대화'한
모든 형태의 척추 시술을 의미한다.
절개 범위가 크고 출혈이 많아 그만큼 합병증의 우려가 큰
개방형 척추수술의 위험성을 극복하면서
병의 원인을 근본적으로 직접 시술하여
치료율을 높인 것이 특징이다.
대부분 전신마취를 하지 않으며
미세한 바늘이나 관(튜브)을 이용해
내시경으로 확대 조명해 관찰하면서 정밀하게 치료하기 때문에
정상 조직의 제거·입원 및 회복기간·흉터·합병증 같은
비용과 손실은 '최소화'함으로써
환자가 일상생활에 조기 복귀하여
경제활동을 정상적으로 수행하고
스포츠와 여가를 즐길 수 있는 경제성을 '최대'로 달성하는 것이다.

Mini-Max Spinal Procedures *02*

디스크 치료의 혁명,
미니맥스 척추시술

경피적 내시경 허리 디스크 시술
경피적 내시경 목 디스크 시술
경피적 내시경 등 디스크 시술
경피적 내시경 허리 디스크 성형술
경피적 내시경 목 디스크 성형술
경피적 내시경 등 디스크 성형술
경피적 내시경 요추 신경구멍 성형술
경피적 내시경 경추 신경구멍 성형술
경피적 내시경 흉추 신경구멍 성형술
허리 경막외 신경 성형술
목 경막외 신경 성형술
컴퓨터 영상 유도 척추 미세치료

1 "정상 조직을 손상하지 않고 보존한다"
경피적 내시경 허리 디스크 시술
(Percutaneous Endoscopic Lumbar Discectomy)

'경피적 내시경 허리 디스크 시술'은 보존요법과 수술요법 사이에 존재하는 대표적인 '미니맥스 척추시술'이다. 증상이 가벼운 디스크 병은 척추 주사요법, 물리치료, 약물요법, 바른 자세, 운동치료와 같은 비수술적 보존요법으로도 나을 수 있지만, 매우 심한 디스크 병은 피부와 살, 근육과 뼈를 절개하는 방식의 '미세 현미경 수술' 또는 '앞쪽 뒤쪽 뼈융합술 및 나사못 고정술' 같은 큰 수술을 요한다.

이처럼 근본적인 치료가 필요한 환자에게 있어 '경피적 내시경 허리 디스크 시술'은 보존요법의 치료 한계를 극복한 '원인치료'인 동시에 개방형 척추수술의 위험성은 극복한 '미니맥스 시술'이라는 점에서 새로운 대안을 제시하고 있다.

이 시술의 적응증이 궁금해요

4~6주 정도 보존적 치료를 받아도 견딜 수 없을 정도로 통증이 심하거나 발목이나 발가락의 힘이 약해진 경우, 운동신경이나 감각신경이 둔해져 다리를 움직이고 걷기가 어려운 경우, 마비나 대소변 장애가 온 경우에는 서둘러 근본적인 치료를 받아야 한다. 이때 가장 먼저 시도해봐야 할 치료법이 전신마취와 절개를 하지 않는 경피적 내시경 허리 디스크 시술(Percutaneous Endoscopic Lumbar Discectomy)이다.

경피적 내시경 허리 디스크 시술을 통해 90% 이상 호전될 수 있는 증상은 다음과 같다.

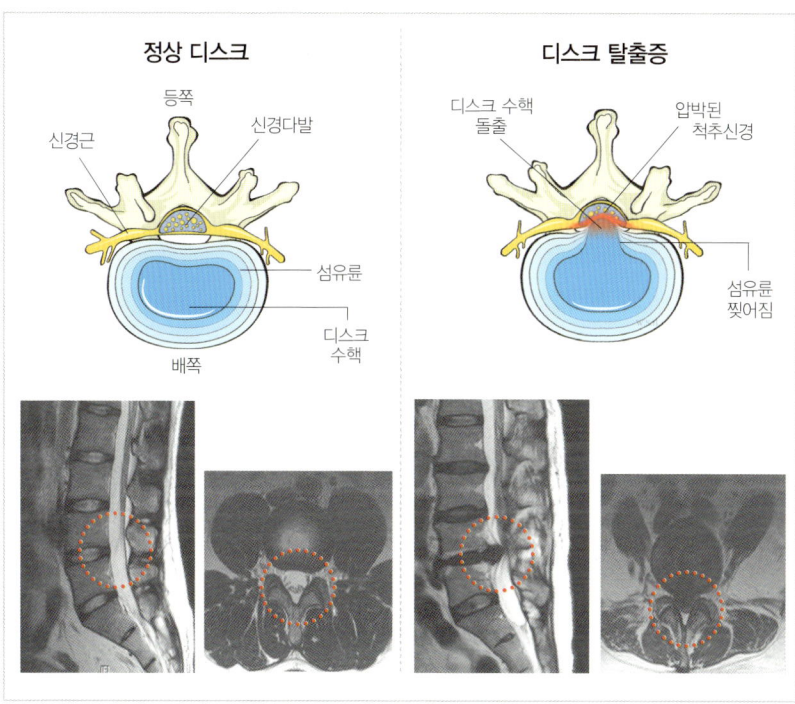

- 허리나 다리 통증이 있으나 자고 나면 비교적 괜찮고 오후가 되면 다리가 땅긴다.
- 배에 힘을 주거나 기침을 하면 다리와 엉덩이 또는 허리가 불편하다.
- 다리가 땅겨서 다리를 편히 들어 올릴 수 있는 각도가 정상인의 50% 수준이 안 된다.
- 오래 앉아 있을 때 요통이나 다리 이상을 더 많이 느끼지만 서거나 누우면 조금 더 편하다.
- 엉덩이부터 허벅지를 따라 종아리까지 전기가 오는 듯한 찌릿한 통증이 있다.
- 500m 정도 걷는 데는 큰 불편이 없다.
- 발가락, 발목, 다리가 불편하나 마비나 대소변 장애 증상은 아직 나타나지 않았다. (마비 증상이 나타났다면 현미경 절개 수술이 필요하다.)
- 아픈 다리를 누워서 들어올릴 수 있으나 이때 다리가 땅기고 아프다.(하지 거상 검사)
- 의사가 뒤로 업거나(닥터 몬테로 검사) 등 뒤에서 안아 들어올렸을 때(닥터 리 검사)

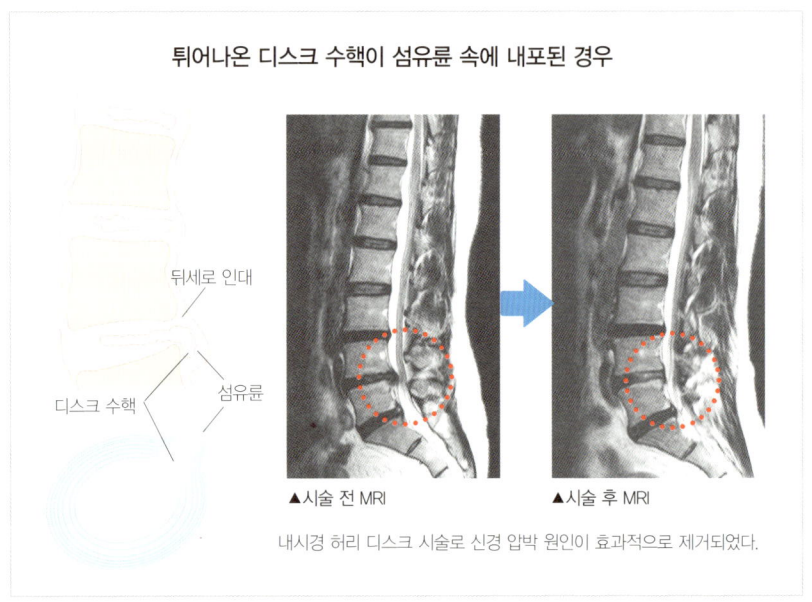

▲시술 전 MRI   ▲시술 후 MRI

내시경 허리 디스크 시술로 신경 압박 원인이 효과적으로 제거되었다.

일시적으로 통증이 줄어든다.
- 상체 견인기 버테트랙을 허리에 차고 30분간 견인하면 일시적으로 통증이 줄어든다.

튀어나온 디스크의 크기와 모양은 자기공명영상(MRI) 촬영이나 컴퓨터단층(CT) 촬영, 자기공명신경조영술(MR Myelography)과 같은 검사를 통해 알아낼 수 있는데, 정확도는 90% 정도다.

내시경 허리 디스크 시술은 MRI상 디스크 수핵을 둘러싼 섬유륜이 완전히 찢어지지 않고 섬유륜 속에 동그랗게 내포되어 있으면 가장 높은 효과를 기대할 수 있다. 또 이미 섬유륜이 찢어졌다고 하더라도 그 위를 덮고 있는 뒤세로 인대가 아직 찢어지지 않아 탈출된 디스크 수핵이 뒤세로 인대 바깥으로 빠져나가지 않고 디스크 사이에 위치하고 있으면 높은 성공률과 효과가 기대된다.

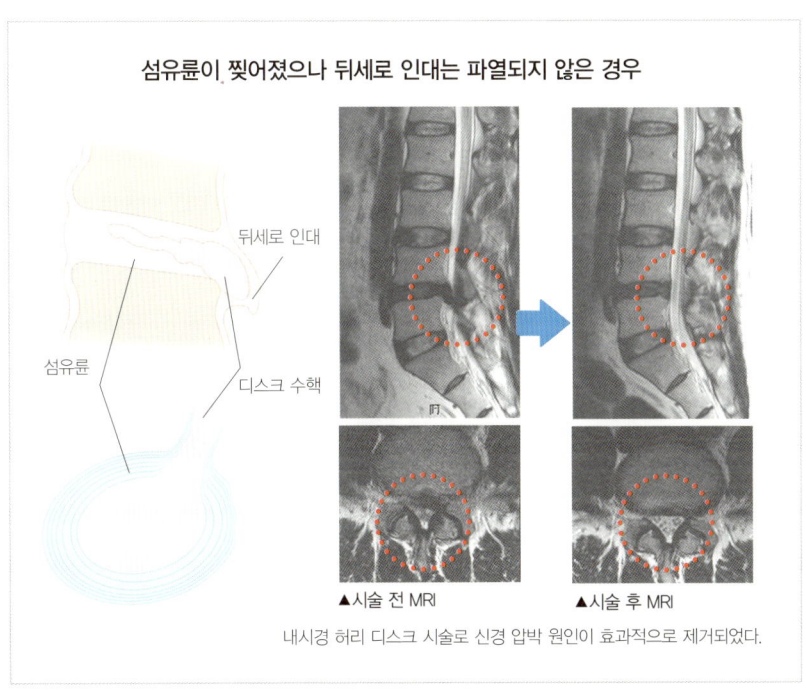

▲시술 전 MRI   ▲시술 후 MRI
내시경 허리 디스크 시술로 신경 압박 원인이 효과적으로 제거되었다.

　디스크의 크기도 시술 성공률에 영향을 미치는데, 섬유륜이나 뒤세로 인대에 내포된 동시에 탈출 수핵의 크기가 크지 않을 때 좋은 효과를 기대할 수 있다. 척추뼈 구멍의 지름에 견주어 크기가 3분의 1 이하면 아주 높은 효과가 기대된다. 그러나 탈출된 디스크 수핵의 크기가 지나치게 커서 척추뼈 구멍을 2분의 1 이상 채울 경우에는 시술 효과가 높지 않다.
　또 오래 방치하여 딱딱하게 변성된 경성 디스크나 뒤세로 인대가 파열되어 디스크 수핵의 조각이 뒤세로 인대 바깥으로 빠져나가 버린 경우에는 내시경 시술의 성공률이 높지 않아 현미경 절개 수술을 요한다.
　디스크의 수핵 덩어리가 척추 몸통 뒤로 흘러내려가 이동이 된 경우에는 아주 정밀한 자기공명영상(X-MR)이나 CT 영상 안내를 통한 내시경 치료

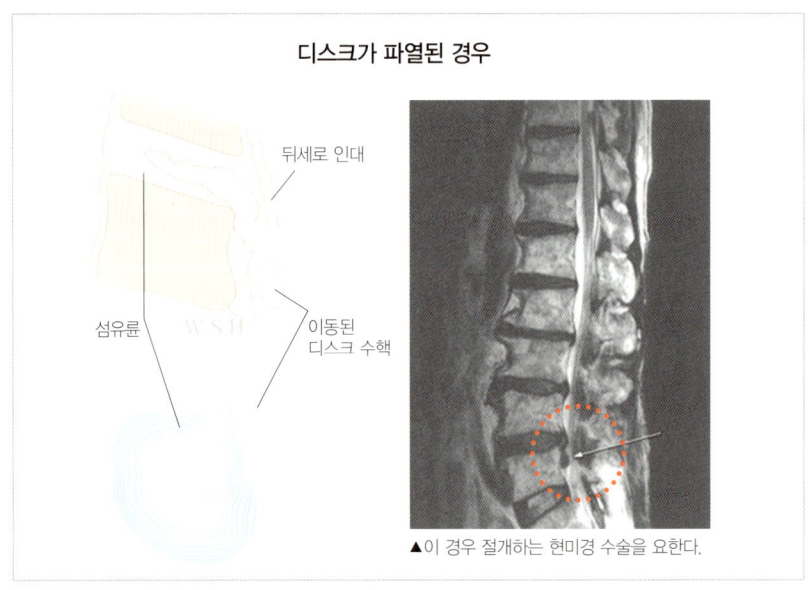

▲이 경우 절개하는 현미경 수술을 요한다.

가 필요하다. 완전히 디스크가 파열되었다면 실패할 가능성이 있다. 이런 경우에는 현미경을 이용하여 절개하는 관혈적 수술이 요구된다.

경피적 내시경 허리 디스크 시술은 MRI상에서 디스크 주변의 석회 침착이 보이지 않고 척추관 협착증이 없는 사람, 다시 말하면 뼈에 이상이 적은 사람일 경우 효과가 좋다. 따라서 대체로 뼈에 이상이 없는 35세 이하에서는 약 93% 이상의 매우 높은 성공률을 보이나 척추뼈의 변성이 동반된 50~60대에서는 성공률이 약 80%이다.

그러나 척추 관절이 퇴행된 사람도 디스크 수핵 탈출증이 더 고통을 일으키고 있는 주원인이라면 시도해볼 수 있다. 척추관협착증이 경도이고 신경 압박 원인의 50%가 중앙으로 돌출한 디스크의 있을 때 내시경 허리 디스크 시술을 시도해볼 수 있다.

이 시술은 어떻게 이뤄지나요

▶ 시술 준비 및 부분마취 시행

마취 전문의로부터 정맥 또는 근육을 통해 미리 신경안정제 주사를 맞은 환자는 침대에 엎드려 눕는다. 마취의가 누운 환자에게 약간의 진통제를 혈관을 통해 주사한 후 시술 집도의가 환자와 대화를 나누며 부분마취를 시행한다. 이 시술은 대부분 부분마취로 진행되며, 작은 주사도 못 견딜 만큼 통증에 아주 예민한 환자만 전신마취를 받는다.

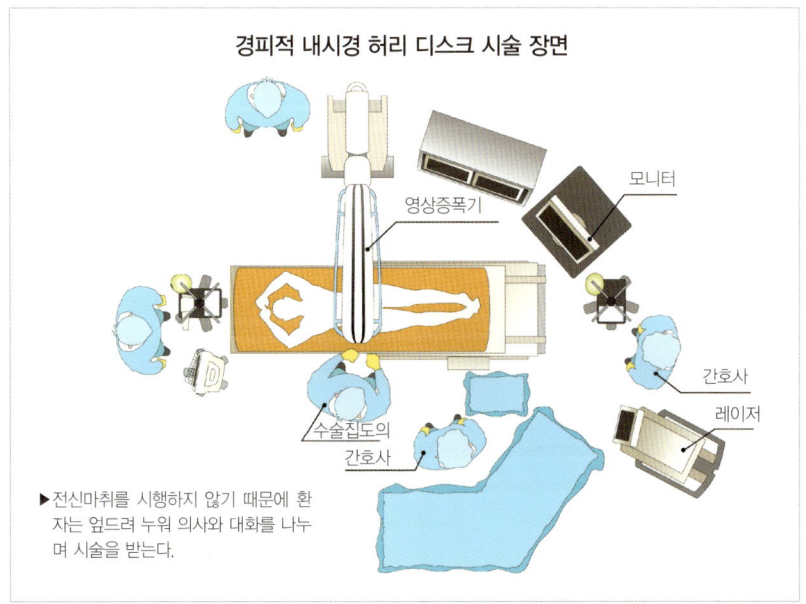

▶전신마취를 시행하지 않기 때문에 환자는 엎드려 누워 의사와 대화를 나누며 시술을 받는다.

▶ 미세한 내시경 관 삽입

시술할 부위에 부분적으로 마취가 되면, 시술 집도의사는 시술 부위의 피부를 약 7mm 가량 최소 절개한 후, 영상증폭기(C-arm) 영상을 보며 정확하게 경로를 탐색해 약 6mm 굵기의 가는 내시경 관을 삽입한다. 이

때 내시경 관은 뼈와 신경은 건드리지 않고 근육만을 경유해 디스크의 섬유륜 속으로 삽입한다. 이렇게 안전하게 삽입된 내시경은 조명 구멍을 통해 디스크 내부를 밝은 빛으로 확대해 비추며, 의사는 카메라로 확대된 영상을 컴퓨터 모니터를 통해 확인할 수 있다.

▶ **레이저 및 고주파열로 통증 원인 제거**

의사는 모니터 화면을 보면서 레이저를 이용하여 탈출된 디스크 병변과 유착된 섬유륜을 박리한다. 보통 섬유륜 뒤쪽 가장자리에는 타이어에 박힌 돌이나 못처럼 통증을 일으키는 조직들이 들어앉아 있는데, 홀뮴 야그 레이저(Homium YAG Laser)를 사용해 이렇게 구멍을 내고 들어앉아 있는 나쁜 조직을 수축시키면서 탈출된 수핵 덩어리와 유착된 섬유륜을 떼

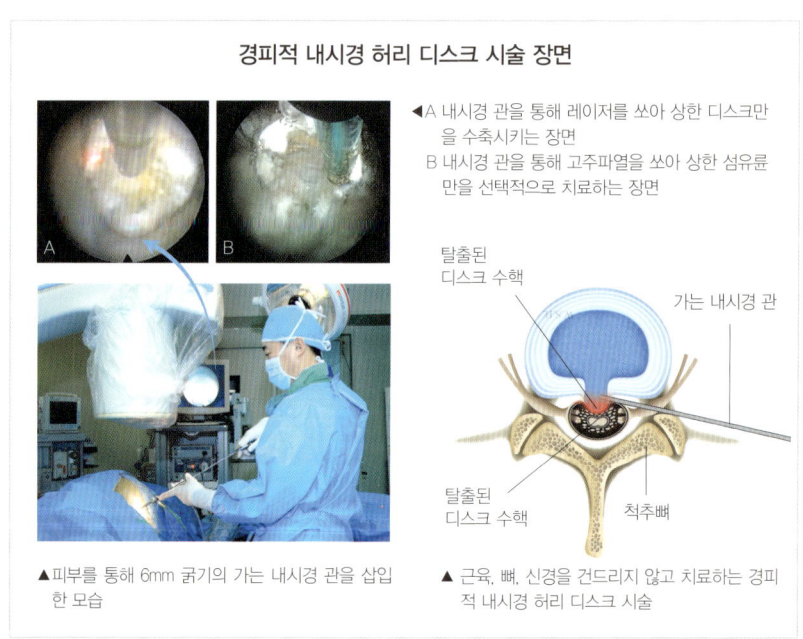

경피적 내시경 허리 디스크 시술 장면

◀ A 내시경 관을 통해 레이저를 쏘아 상한 디스크만을 수축시키는 장면
B 내시경 관을 통해 고주파열을 쏘아 상한 섬유륜만을 선택적으로 치료하는 장면

▲ 피부를 통해 6mm 굵기의 가는 내시경 관을 삽입한 모습

▲ 근육, 뼈, 신경을 건드리지 않고 치료하는 경피적 내시경 허리 디스크 시술

어낸다. 레이저는 이른바 '빛의 칼'이라 할 수 있다. 머리카락처럼 가늘고 투과 깊이가 0.5mm 이하로 정밀하기 때문에 신경이나 신경 경막을 손상하지 않고 이 작업을 수행할 수 있다.

그다음 내시경 시야 아래에서 양극성 고주파열로 벌겋게 된 상처를 지혈시키고 통증을 느끼게 하는 신경 말단을 지져준 후, 미세한 집게를 사용해 뒤쪽의 디스크 수핵부터 먼저 감압해주면 환자는 벌써 불편이 많이 줄었음을 느낄 수 있다. 부분마취를 받은 환자는 시술 중에도 의식이 있기 때문이다.

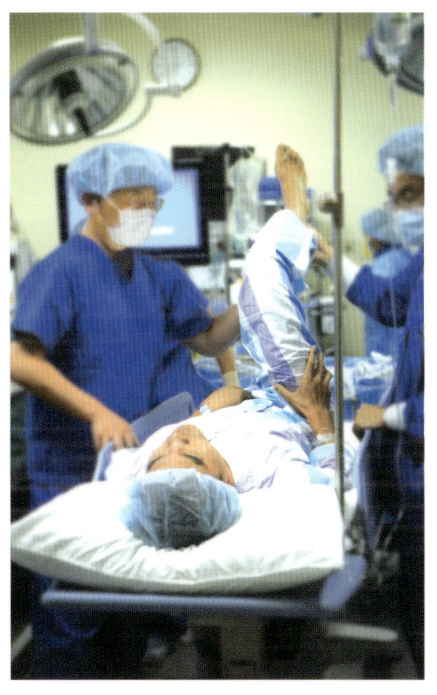
▲ 전신마취를 하지 않는 내시경 시술은 시술 중에도 의사와 대화가 가능하다. 시술 직후 환자 스스로 다리를 들어올려 호전 상태를 확인하는 모습

또 시술할 때 내시경의 세척 구멍을 통해 항생제가 혼합된 식염수를 펌프질하여 디스크를 씻어주면 디스크의 섬유륜을 둘러싸고 있는 혈관, 연부조직, 지방조직, 신경근 등을 보다 잘 관찰할 수 있다. 내시경에는 카메라 구멍 외에도 시술 기구를 넣는 구멍과 식염수 세척 구멍이 있다. 레이저 섬유들은 시술 기구를 넣는 구멍을 통해 발사된다.

다음으로 내시경 부착관을 빼고(이미 내시경으로 내부를 상세히 확인했으므로) 미국, 독일, 벨기에, 프랑스 등지에서 개발된 여러 종류의 직경이 가는 내시경용 집게를 사용하여 탈출된 수핵 덩어리를 끄집어낸다. 90° 방향으로 발사되는 홀뮴 야그 레이저를 이용해 수핵 덩어리를 꽉 붙들고 있는 섬유륜의 유착을 박리했기 때문에 디스크 수핵 덩어리는 비교적 잘 빠져나온다.

마지막으로 여전히 신경을 압박하고 있는 잔존 디스크 수핵의 돌출부, 섬유륜의 돌출 팽창부, 뒤쪽 섬유륜 내부를 내시경이 부착된 홀뮴 야그 레이저를 쏘아 수축시키고 기화시킨다. 이때도 역시 디스크 내부를 보며 항생제가 섞인 식염수로 씻어낸다.

평균 시술 시간은 50~60분이다. 환자 대부분은 당일 퇴원 가능하며 필요에 따라 1~2일 입원할 수도 있다.

> **Advice | 내시경 디스크 시술에 있어 레이저의 역할**
>
> 내시경 허리 디스크 시술에 사용되는 레이저는 위아래 90° 방향으로 꺾이기 때문에 스테인리스 스틸로 된 집게 같은 기구가 닿지 않는 부위까지 접근할 수 있다. 따라서 디스크 수핵이 탈출되어 있는 뒤쪽의 병변 부위로 접근하여 치료할 수 있다.
> 이렇게 레이저를 이용해 뒤쪽의 탈출된 디스크 수핵 덩어리와 팽창된 섬유륜을 수축시키고 기화시키는 방법은 시술 성공률을 높이는 데 결정적인 역할을 한다. 특히 디스크 수핵이 매우 심하게 탈출된 경우나 65세 이상의 노인층도 이 내시경 허리 디스크 시술을 가능하게 하는 핵심이다.
> 또한 투과율 0.3mm로 정확하게 시술하기 때문에 뼈와 연골 혹은 신경 부위에 고열의 화상이 생길 위험이 전혀 없다. 만약 내시경만 사용하고 레이저나 고주파열을 병용하지 않으면 적용 범위가 좁아져 중증의 디스크 병이나 바깥쪽 협착증이 동반된 경우에는 시술이 실패할 가능성이 높다.

이 시술의 장점은 무엇인가요

내시경 허리 디스크 시술은 대부분 시술 당일 즉시 허리 통증을 없애고 신경통을 호전시킨다. 이에 반해 개방형 절개 수술을 받은 환자의 상당수는 다리 통증이나 마비 증세가 호전되어도 허리는 여전히 묵직한 증세를 보인다.

 내시경 허리 디스크 시술은 대부분의 정상 조직을 그대로 보존하기 때문에 육체노동, 운동, 스포츠, 성생활 등 모든 일상 생활이 가능한 정상 상태로 돌아가게 한다. 이 시술의 궁극적 목표는 시술 후에도 운동이나 활동에 제약이 생기지 않고 허리 강화운동을 하여 허리를 더욱 튼튼하게 만드는 것이다.

 내시경 허리 디스크 시술의 장점은 다음과 같다.

- 부분마취 아래 이루어지므로 전신마취가 위험한 노약자나 당뇨병 환자도 부담 없이 시행할 수 있다.
- 최소 침습적 방식이므로 흉터가 거의 생기지 않는다. 상처 부위는 겨우 0.6cm로 시술 후 작은 반창고 처치만으로 충분하다.
- 척추뼈를 전혀 손상시키지 않고 정상적인 디스크 수핵을 그대로 보존하고 탈출

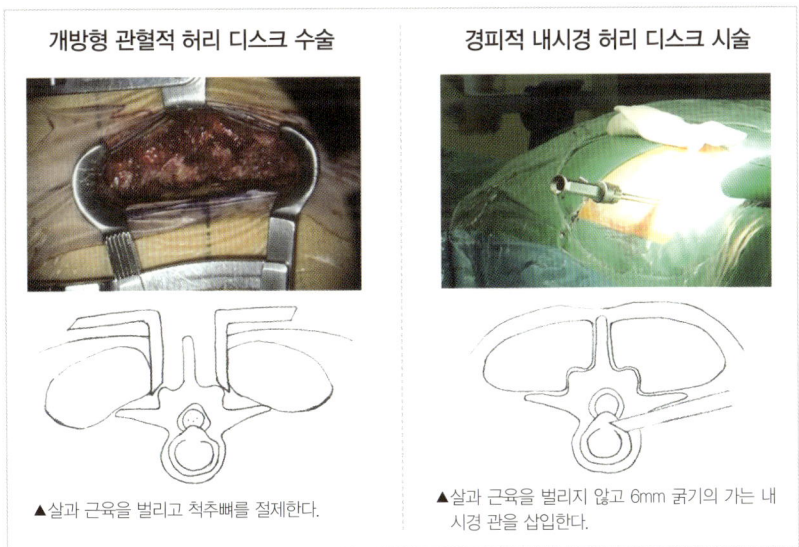

| 개방형 관혈적 허리 디스크 수술 | 경피적 내시경 허리 디스크 시술 |

▲살과 근육을 벌리고 척추뼈를 절제한다.   ▲살과 근육을 벌리지 않고 6mm 굵기의 가는 내시경 관을 삽입한다.

된 파편만 제거하므로, 전통적 표준 디스크 수술 후 생길 수도 있는 척추 불안정증이 거의 생기지 않는다.
- 인대를 제거하거나 신경을 건드리지 않아 신경 유착의 우려가 없다. 출혈이 없어 수혈이 필요 없다.
- 시술받은 당일 퇴원(75%)하거나 최대 1일 정도 입원하기 때문에 경비와 시간이 절약된다.
- 회복 기간이 기존의 절개 수술보다 훨씬 짧아서 개인적, 가정적, 국가적 손실이 없어 경제적이다. 학생이라면 휴학을, 직장인이라면 휴직할 필요가 없다.
- 하지(다리) 방사통 뿐만 아니라 허리 통증까지 차단하는 효과가 있다.

시술 결과가 궁금해요

환자의 80%는 시술 중이나 시술이 끝난 직후 극심한 통증과 불편감이 줄어듦을 느끼게 된다. 척수 신경근을 압박하고 있던 탈출된 수핵 덩어리가 빠져나오거나 수축하여 줄어들었기 때문이다.

1%에서 재발할 가능성이, 3%에서는 실패할 가능성이 있다. 다시 설명하면 재발률은 1%에 불과하고 실패율도 3%에 불과하다.

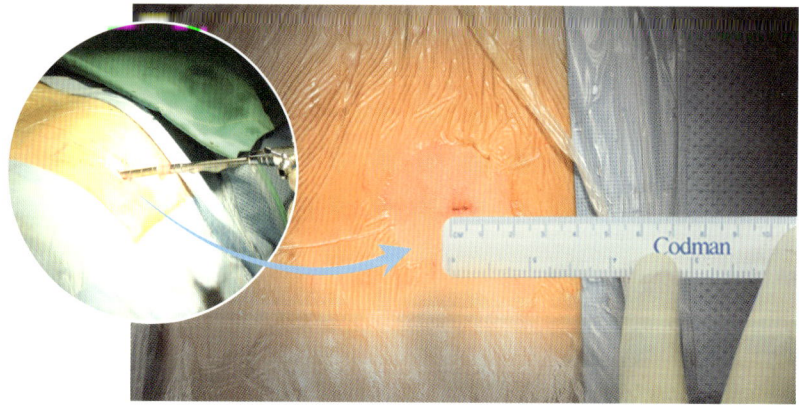

▲경피적 내시경 허리 디스크 시술 직후의 상처 크기는 약 6mm에 불과하다.

내시경 허리 디스크 시술에 대해 50례 이상의 제1조수 경험과 1년에 50례 이상의 시술 시행 경험을 갖춘 척추 전문의가 내시경 허리 디스크 시술을 집도한다면 합병증이나 후유증이 거의 생기지 않는다고 보면 된다.

이론적으로는 복부 혈관 손상, 척추 신경근 손상, 디스크 염증, 척추 약화증 또는 흔들림증이 나타날 수도 있다. 다행히 합병증은 거의 생기지 않아 0.1%의 염증성 감염, 0.2%의 신경부종이 보고되고 있다.

약 4%에서 향후 관혈적 수술이 필요할 수도 있다. 그러나 전신마취를 하지 않기 때문에 시술 도중 문제가 발생하면 그 자리에서 즉시 적절한 처치가 가능해 사전에 후유증을 예방할 수 있다.

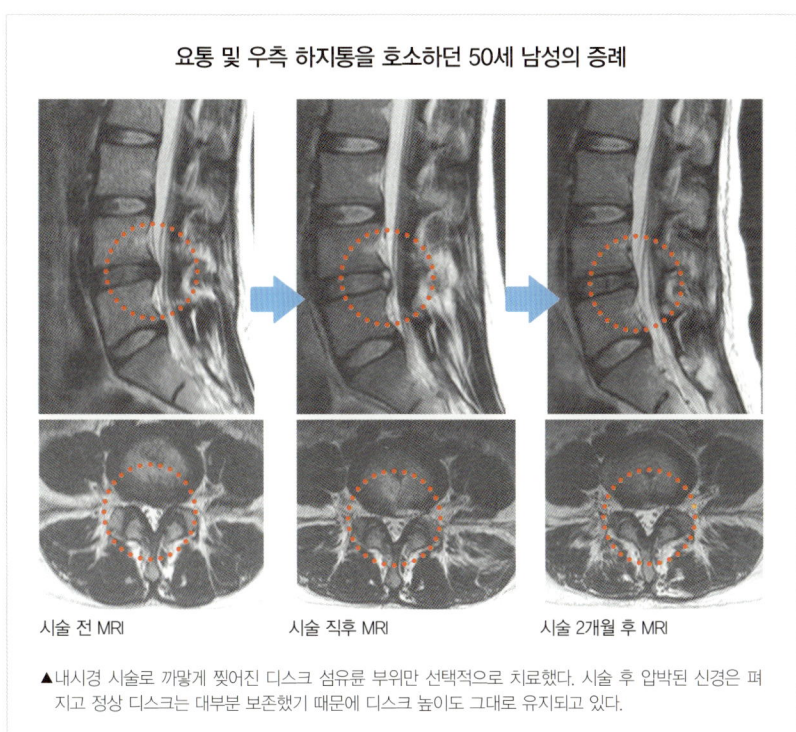

요통 및 우측 하지통을 호소하던 50세 남성의 증례

시술 전 MRI → 시술 직후 MRI → 시술 2개월 후 MRI

▲내시경 시술로 까맣게 찢어진 디스크 섬유륜 부위만 선택적으로 치료했다. 시술 후 압박된 신경은 펴지고 정상 디스크는 대부분 보존했기 때문에 디스크 높이도 그대로 유지되고 있다.

좌골 신경통을 호소해온 31세 여성의 증례

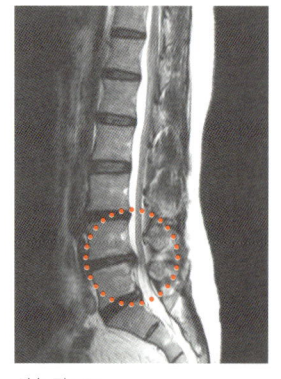
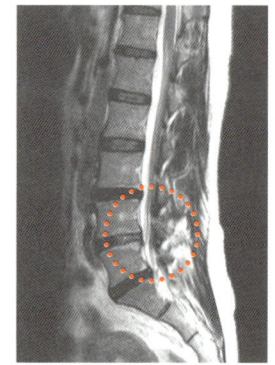

시술 전 MRI
▲디스크가 돌출되어 신경을 압박하고 있다.

시술 2개월 후 MRI
▲압박된 신경이 바로 펴지고 잔존 불편이 완전히 사라져 호전되었다.

환자가 젊은 여성이기 때문에 내시경 시술 후 흉터가 남지 않아 만족도가 높았다.

경피적 내시경 허리 디스크 시술의 성공률은 95%이며 4%는 그럭저럭 지낼 만하고, 향후 1%는 절개 방식의 현미경 수술이 필요할 수 있다. 이런 경우는 재발이 아니라 이미 기존에 있던 척추관 협착증을 고쳐야 하거나 숨어 있던 파편 조각에 의한 통증인 경우가 대부분이다.

정리하면, 내시경 허리 디스크 시술은 일단 예후가 좋으면 후유증도 없고 재발도 하지 않는다는 뜻이다. 2003년에 이 시술을 받은 약 1600명의 환자를 분석한 결과, 실패율은 약 4%였다. 그러나 이들 환자들은 대부분 지낼만 하였고, 1% 이내에서 절개하는 전신마취 현미경 수술, 인공 디스크 수핵술, 인공 디스크 대체술, 전방 요추골 융합술 및 경피적 나사못 고정술 등을 받음으로써 좋아졌다.

결론적으로 전 세계의 19개 병원의 공동 연구에 의하면 내시경 허리 디스크 시술로 일단 호전되었던 사람은 다시 디스크 병이 재발할 확률이 1%에 지나지 않았다.

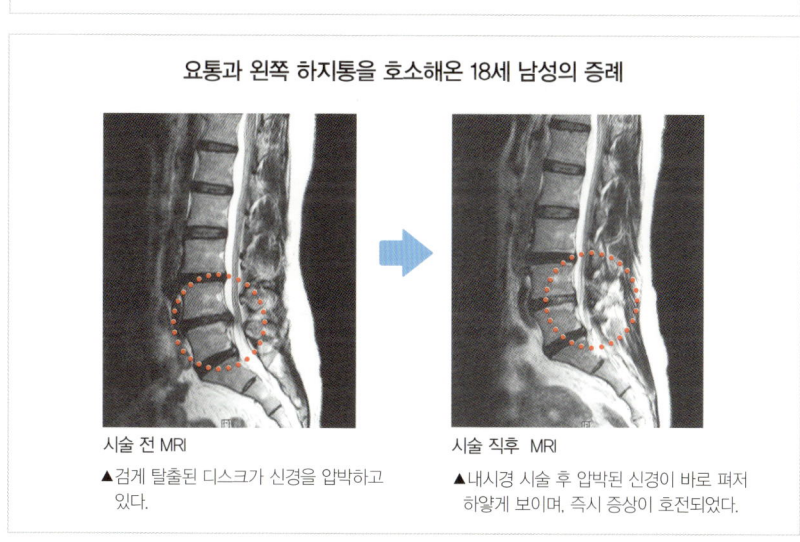

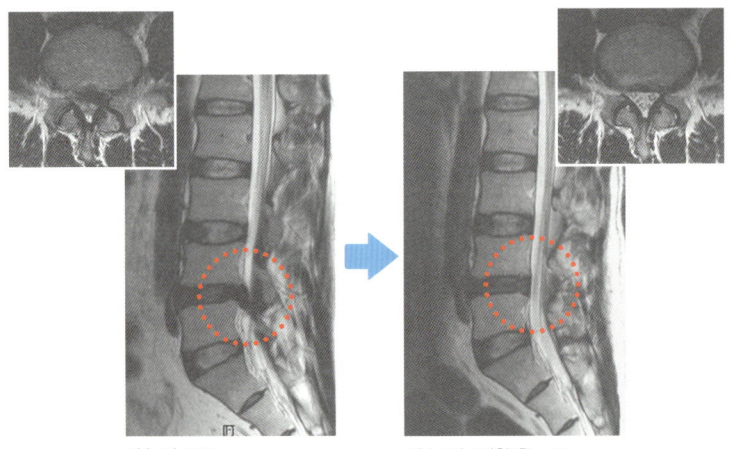

요통과 좌골신경통을 호소해온 67세 남성의 증례

시술 전 MRI
▲검게 탈출된 디스크가 신경을 압박하고 있다.

시술 1년 2개월 후 MRI
▲내시경 시술 후 신경이 바로 펴져 하얗게 보이며 디스크 높이가 그대로 유지되고 있다.

Advice | 내시경 허리 디스크 시술 후의 신경 회복 과정

척수 신경근은 크게 교감신경, 운동신경, 감각신경으로 이루어져 있는데, 시술 후에는 이 중 교감신경이 가장 먼저 회복된다. 디스크 병을 너무 오래 방치한 뒤 시술 받은 경우에는 교감신경 회복도 더디게 진행된다.

교감신경 다음에는 운동신경이 회복된다. 대개 수주가 지나면 약해져 있던 발가락과 발목에 힘이 들어가기 시작한다. 마찬가지로 마비된 지 3개월이 지난 후 시술 받은 경우에는 신경이 회복되는 기간 또한 수개월이 걸린다. 길어지면 2년까지 걸리는 경우도 있다.

신경의 대부분을 차지하는 감각신경은 가장 마지막에 회복된다. 안쪽에 조그맣게 자리잡고 있는 운동신경의 바깥을 감각신경은 넓게 둘러싸고 있기 때문이다.

시술 후 주의사항

- 시술 2시간 경과 후 서거나 걷기가 가능(보조기 착용 시)하다.
- 3일간 가급적 안정을 취한다.
- 앉았다 일어설 때 허리를 똑바로 유지한다.
- 상처 소독이 필요 없고, 드레싱은 10일 후에 떼어낸다.
- 외출 시 간편한 보조기를 착용한다.
- 가벼운 걷기 운동을 시작한다.

- 학교 또는 직장 생활이 가능하다.
- 1시간마다 일어나서 허리를 편다.
- 앉을 때 등받이에 110~135° 정도 기대어 있도록 주의한다.
- 목욕이 가능하며 머리 감기는 서서 시행한다.
- 짧은 거리는 직접 운전이 가능하다.

- 심하지 않은 노동 등은 정상적으로 가능하다.
- 성생활이 가능하다.
- 3~4주 후부터 하루 4km까지 걷는다.

- 보조기는 6주 정도만 착용한다.
- 척추 강화 운동과 척추 유연 운동(메덱스, 센타르, 자이로토닉)을 시작한다.
- 시술 후 디스크 상태 확인을 위해 X-ray 촬영을 할 수도 있다.

- 시술 후 3개월, 6개월, 1년, 2년, 5년째에도 담당 의사와 면담하여 CT나 MRI로 허리 상태를 점검한다.
- 3개월부터는 30분에 3km 정도의 속도로(시속 6km) 주 3회는 걷는 것이 적당하다.

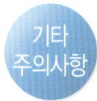
- 퇴원 시에는 승용차 앞 좌석 등받이를 135° 뒤로 젖히고 누워서 가는 것이 좋다.
- 변비에 걸리지 않도록 채소와 과일을 많이 먹고, 식이조절을 하는 것이 중요하다.
- 비만이 되지 않도록 걷기 운동을 하고, 지방 섭취를 제한하며 과식은 피한다.
- 술·담배는 허리에 좋지 않은 영향을 준다.
- 당뇨나 고혈압, 심장 질환 등 내과적 질환으로 약을 복용 중이라면, 내과 의사의 지시에 따라 약은 계속 복용해도 된다.

2. "흉터가 남지 않고 목쉼 후유증이 없다" 경피적 내시경 목 디스크 시술
(Percutaneous Endoscopic Cervical Discectomy)

경피적 내시경 목 디스크 시술은 디스크 수핵이 찢어진 섬유륜 사이로 삐져나와 어깨와 팔로 신경을 누르는 증상이 있는 연성 목 디스크 환자에게 시행해 좋은 효과를 기대할 수 있다. 피부를 절개하고 디스크를 모두 제거해버리며 인공 디스크를 삽입하는 개방형 수술과 달리, 탈출된 디스크 병소 조각만 선택적으로 제거하고 정상적인 디스크 조직을 그대로 보존하여 뼈융합술이 필요 없는 미세 시술이므로 노령층이나 당뇨병 환자도 시행할 수 있는 첨단 치료법이다.

이 시술의 적응증이 궁금해요

경피적 내시경 목 디스크 시술은 장기간 물리치료나 통증 주사요법 또는 신경 성형술을 받아도 통증이 낫지 않거나 신경의 이상이 나타나서 근본적인 치료를 해야 하는 연성 목 디스크 질환자에게 효과적인 치료법이다.

연성 목 디스크 병이란 경추와 경추 사이에 들어 있는 디스크 속의 물렁물렁한 수핵 조각이 삐져나와 신경근이나 척수를 누르고 있는 상태를 말한다. 주로 목 뒤쪽으로 수핵이 빠져 나가서 어깨나 팔이 불편해지는 상지 신경통이 가장 흔한 증상이며 견갑골(날개뼈) 주변의 등이 아픈 경우도 많다. 빨리 치료하지 않으면 팔과 손의 근육이 약해지고 건반사가 떨어지며 감각 이상이 온다.

경추 디스크 수핵 탈출증

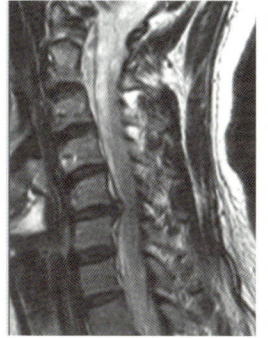
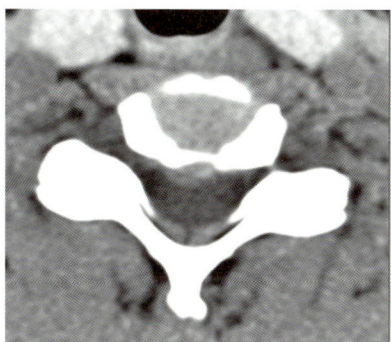

▲탈출된 경추 디스크가 신경을 압박하여 통증을 유발하는 질환이다.

이 시술은 돌출성 목 디스크 병으로 인한 경추통이 2년 이상 지속된 경우나 경추 디스크성 두통증, 현기증의 경우에도 치료 가능하다. 목 디스크 병이 심할 때에는 걸음걸이가 아둔해지는 등 중풍과 비슷한 척수마비증이 나타나는데, 중추 신경인 경수가 눌릴 정도로 악화되기 전 원인치료를 해야 잘 낫는다. 이미 척수가 눌려 뛰거나 빨리 걷지 못하는 상태가 되었다면 관혈적 절개술이 필요하다.

두 가지 경추 디스크 병

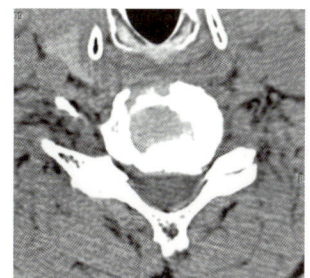

▲수핵이 탈출된 연성 디스크

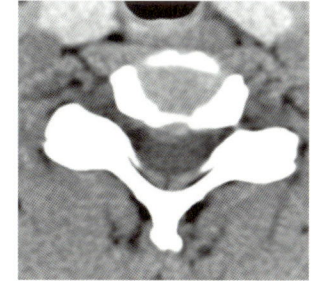

▲뼈(골극)가 자라난 경성 디스크

- 목, 어깨, 팔에 통증 및 신경 이상이 나타난 연성 목 디스크 병 환자
- 돌출성 목 디스크 병으로 경추통이

2년 이상 지속된 환자
- 경추 디스크성 두통증이나 현기증이 있는 환자

이 시술은 어떻게 이뤄지나요

우선, 환자는 전신마취를 하지 않고 침대에 편하게 눕는다. 마취는 정맥주사로 안정시킨 상태에서 부분마취만을 시행하기 때문에 시술 중 통증이 거의 없다. 그러나 일부 신경이 예민한 환자의 경우, 원한다면 전신마취를 할 수도 있다.

경피적 내시경 목 디스크 시술은 칼로 절개하고 디스크를 모두 도려내는 관혈적 방식의 수술이 아니라 피부를 통해 4mm 굵기의 가는 내시경 관을 삽입하여 병소 부위만 선택적으로 정밀히 치료하는 경피적인 방법이다.

먼저 앞쪽 목의 주름살 부위에 5mm 정도의 구멍을 내고 후두부를 반대편으로 밀어 목 디스크 속으로 아주 가는 바늘을 넣는다. 그다음, 디스크 내로 가는 내시경을 삽입한 후 컴퓨터 모니터의 확대 화면을 확인하면서 디스크 내의 병소만 제거하고 정상적인 디스크 수핵은 보존한다.

내시경이 달린 홀뮴야그 레이저를 관 속으로 넣어 후방의 섬유륜의 찢어

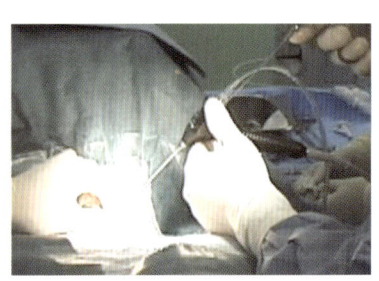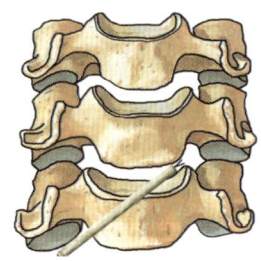

▲지름 4mm의 가는 내시경 관을 삽입해 병소만을 선택적으로 근본 치료하는 '경피적 목 디스크 시술'

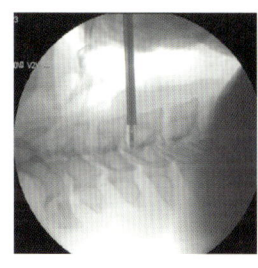 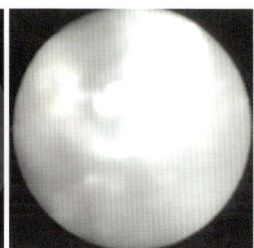 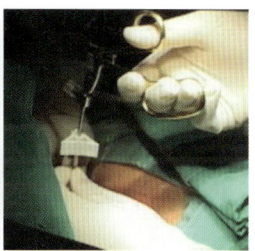

▲디스크 내로 가는 내시경을 삽입한 후 모니터의 확대 화면을 확인하면서 디스크 내의 병소만을 선택적으로 제거하고 정상적인 디스크 수핵은 보존한다.

진 곳과 후방 인대를 유착 박리하면 척추관 속으로 터져들어간 디스크 파편이 보이게 된다. 레이저를 이용해 섬세하고 안전하게 디스크 파편 조각을 제거한다.

내시경용 레이저가 없으면 섬유륜, 후방 인대를 오그라들게 할 수가 없어 파열된 디스크 조각이나 돌출된 골극을 제거할 수가 없다. 경수는 뇌와 같이 예민한 곳이므로 내시경 레이저가 아닌 메스를 사용하거나 끌을 사용하면 하반신 마비의 위험이 높다.

시술 시간은 1시간 정도로 짧으며 시술 성공률도 90%로 높다. 당일 퇴원이 가능하나 안정을 취해야 할 때에는 하루 정도 입원할 수 있다. 절개하는 수술을 결정하기 전에 시도할 필요가 있으며 시술 비용도 개방형 절개 수술보다 저렴하다.

이 시술의 장점은 무엇인가요

큰 수술에 속하는 개방형 목 디스크 수술법은 칼로 절개하여 근육을 직접 열어서 식도와 기관을 밀어내고 디스크 전체를 제거한 후, 금속 인공 디스크나 뼈를 이식하는 방법이다. 간혹 신경 유착, 경막 외부 출혈, 후두

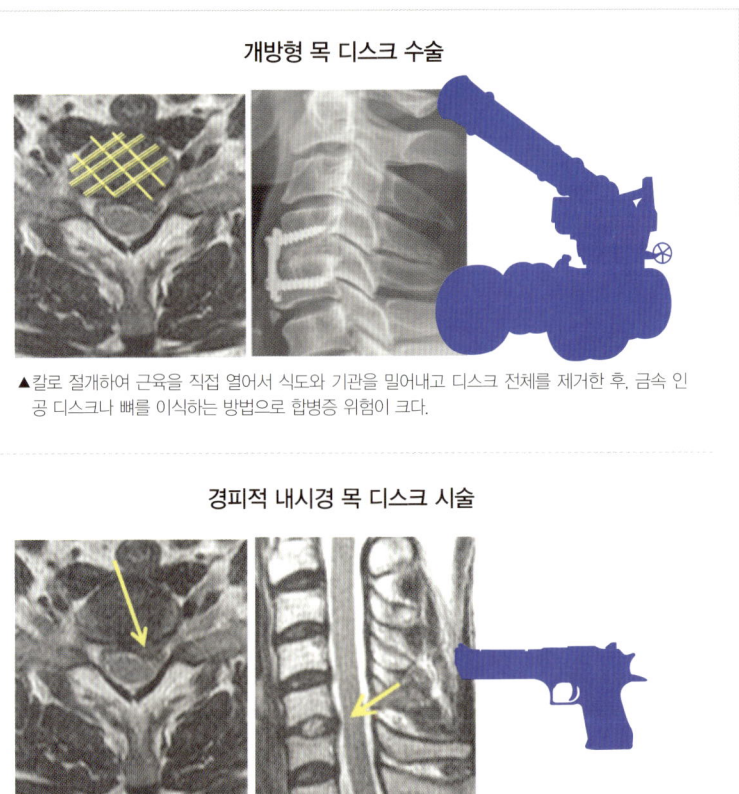

▲ 칼로 절개하여 근육을 직접 열어서 식도와 기관을 밀어내고 디스크 전체를 제거한 후, 금속 인공 디스크나 뼈를 이식하는 방법으로 합병증 위험이 크다.

▲ 경추 디스크 속으로 가는 내시경을 삽입하여 병소만을 선택적으로 시술하기 때문에 안전하다.

신경 손상이나 신경 허혈증 같은 부작용이 있을 수도 있다. 이러한 합병증을 피하고 빠른 시간 안에 직장 등 사회 활동에 복귀해야 할 경우 고려할 수 있는 치료법이 경피적 내시경 목 디스크 시술이다.

경추 전측방을 통해 식도와 기도를 살짝 밀어서 디스크 속으로 가는 내시경을 삽입한 다음 확대된 모니터로 확인하면서 시술하기 때문에 병적인 디스크 파편 조각만 제거하고 정상적인 디스크 수핵은 보존할 수 있다.

- 신경 경막외 출혈이나 신경 주위의 섬유 유착이 생기지 않는다.
- 디스크 파편 조각의 일부만 제거하므로 금속 디스크통 이식이나 뼈융합술이 필요 없다.
- 척추 불안정이 거의 오지 않는다.
- 목 디스크 앞쪽에 작은 창문을 내어주므로 디스크 수핵이 신경강 속으로 탈출되어 재발하는 것을 예방할 수 있다.
- 시술 기간과 입원 기간이 짧아 일상 생활과 사회로의 복귀가 빠르다.

	개방형 디스크 절제 및 뼈융합술	경피적 내시경 목 디스크 시술
적응증	경성 및 연성 목 디스크 질환자	연성 목 디스크 질환자 및 노약자 환자
특 징	칼로 절개(약 50mm)하여 척추강을 직접 열고 하는 수술	미세 절개(약 5mm) 후 내시경과 레이저를 이용한 미니맥스 시술
장 점	• 수술 시야가 넓다. • 정확한 시술이 가능하다. • 경성 및 연성 디스크 질환을 한꺼번에 모두 제거할 수 있다.	• 짧은 시간 내에 치료 가능하다. • 24시간 내에 퇴원한다. • 직장, 학업, 스포츠 등 일상 복귀가 빠르다. • 회복이 빨라 노인이나 당뇨병 환자도 치료 가능하다. • 부분마취를 하기 때문에 안전하다. • 목소리에 이상이 생기지 않는다.
단 점	• 흉터가 남는다. • 전신마취가 필요하며 수술 시간이 길다. • 인공 디스크통을 삽입하고 추가로 뼈 이식 수술을 해야 한다. • 목소리가 쉬거나 노래를 부르기 어려울 수 있다. • 3일 이상 입원이 필요하다. • 회복 및 골융합에 3개월 이상이 걸린다.	• 숙련된 내시경 시술 전문의가 필요하다. • 내시경과 레이저 등 정밀한 의료장비가 필요하다. • 경성 목 디스크 병에는 적용하기 어렵다.

Advice | 경피적 내시경 목 디스크 시술의 역사

1981년 일본의 타지마와 1989년 프랑스의 가스탕비드는 칼로 목 디스크를 절제하지 않고 가는 바늘을 앞쪽에서 넣어 미세 집게로 상한 디스크 파편 조각만을 끄집어내는 방법을 사용했다. 1989년 프랑스의 테론은 목 디스크 자동절제 흡입술을, 1991년 독일의 지베르트는 가는 바늘을 통하여 레이저를 쏘는 방법을 개발하였다.

그러나 이들 세 가지 방법을 따로 따로 시행할 경우, 경추 간판 탈출증의 원인인 상한 디스크 파편 조각을 충분히 제거할 수 없어서 자동 흡입기나 내시경 미세 디스크 시술과 미세 레이저 디스크 시술을 병용하는 새로운 시술법을 우리들병원이 세계 최초로 개발하게 되었다. 경피적 내시경 목 디스크 시술을 받은 1000명 이상의 이들을 2년 이상 추적 조사 연구한 결과, 관혈적 절제술보다 수술 시간과 입원 기간이 짧으며 일상생활과 사회로의 복귀 시간이 훨씬 빨랐다.

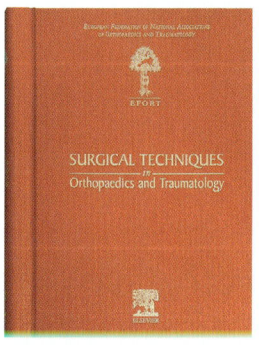
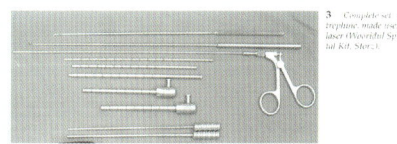

프랑스 텍스트북에 실린 WSH 시스템
우리들병원이 개발한 목 디스크 내시경 시스템(WSH Cervical Endoscope System)은 독일의 카를 스토르츠(Karl Storz)에서 제작해 유럽연합의 CE 마크와 미국 FDA 승인을 획득했다.

시술 결과가 궁금해요

경피적 내시경 목 디스크 시술은 전통적 절개 방식의 목 디스크 수술보다 합병증률이 10분의 1가량 낮은 것으로 밝혀졌다. 1993년부터 1996년 사이 우리들병원에서 목 디스크 수술을 받은 환자 가운데 전신마취 후 수술을 받은 132명과 0.5cm만 절개해 내시경 레이저를 이용해 수술을 받은 145명을 비교 분석한 결과, 신경 부위 손상과 같은 합병증이 발생한 경우는 각각 25%, 2.7%로 나타났다. 관련 내용은 캐나다 토론토에서 개막된 국제경추질환학회에서 보고되었다. 4cm 이상 절개해 치료하는 개방형 목 디스크 수술은 수술 시야가 넓어 정확한 시술이 가능한 장점이 있으나, 전신마취와 수술 시간이 오래 걸리는 부담이 있다. 따라서 경성 목 디스크 병이 아니라면 노인, 당뇨병 환자 등에게는 메스로 절개하지 않는 경피적 내시경 목 디스크 시술이 안전하며 효과적이다.

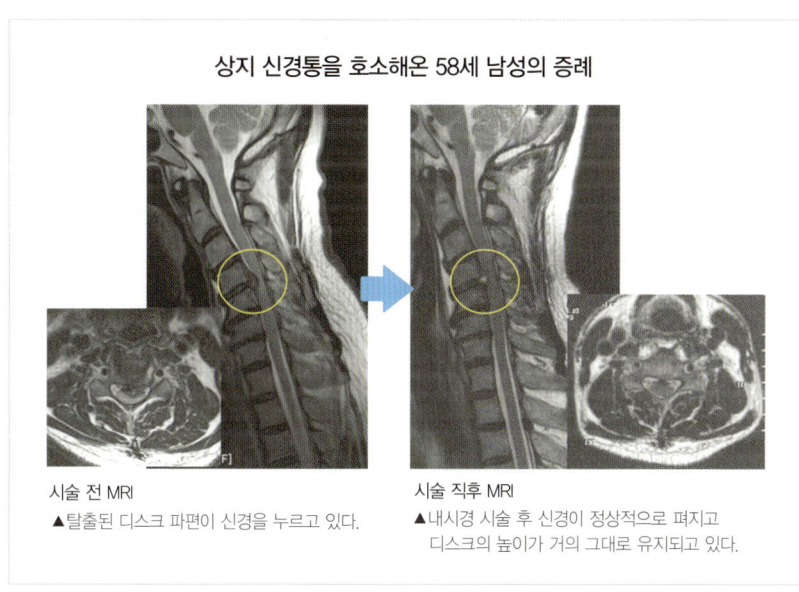

상지 신경통을 호소해온 58세 남성의 증례

시술 전 MRI
▲탈출된 디스크 파편이 신경을 누르고 있다.

시술 직후 MRI
▲내시경 시술 후 신경이 정상적으로 펴지고 디스크의 높이가 거의 그대로 유지되고 있다.

시술 중이나 그 후에 생길 수 있는 합병증 및 후유증으로는 아주 드물게 염증성 감염(0.1%), 신경부종(0.2%) 등이 있을 수 있고, 약 5%에서 관혈적 수술이 필요할 수 있다. 사체 실습이나 워크숍 라이브 시술 또는 제1조수로 50례 이상의 시술을 경험한 척추 전문의의 경우, 합병증 및 후유증이 0.1% 정도로 보고되고 있다. 그러나 이론적으로 발생할 수 있는 합병증은 목의 혈관, 기도, 식도, 후두 신경 손상과 척추간판염, 척수 신경 손상 등이 있다. 이런 합병증이 발생하면 절개하는 수술로 변경해서 전신마취를 한 후 현미경 수술로 치료해야 한다.

연성 목 디스크 질환을 치료하기 위한 경피적 내시경 목 디스크 시술의 성공률은 88%다. 7%는 비교적 견딜 만한 상태며, 약 5%는 추가로 관혈적 목 디스크 수술을 받아야 한다. 재발률은 1% 이하로 일단 병이 나은 대부분의 환자는 재발하지 않는다.

시술 후 주의사항

 당일
- 시술 직후 목 보조기(마이애미 칼라)를 착용한 상태에서 서고 걸을 수 있다.
- 3시간 정도 안정 후 당일 퇴원 가능하며, 1일 입원할 수도 있다.
- 퇴원 시 지급한 약은 꼭 복용한다.
- 가급적 목을 지나치게 움직이는 자세(목 숙이기, 돌리기 등)는 피하는 것이 좋다.

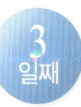 **3일째**
- 치료 후 약 3일째 직장이나 학교에 나갈 수 있으며, 서서 하는 샤워와 올바른 자세로 하는 목욕도 가능하다.
- 일시적으로 신경 불편 증세가 있을 수 있으나 점차 회복된다. 그러나 치료 전과 같이 어깨나 팔 등이 저리고 아플 경우 반드시 의사에게 연락해야 한다.

 2주째
- 정상적인 직장 근무가 가능하다.
- 목 근력 강화 운동을 시작한다. 그러나 심한 목 운동은 3주 정도 삼간다.
- 통증이 남아 있을 때에는 추가적인 약물요법이 필요할 수도 있다.

3. "전신마취 없이 내시경으로 근본 치료한다"
경피적 내시경 등 디스크 시술
(Percutaneous Endoscopic Thoracic Discectomy)

얼마 전만해도 흉추 디스크 탈출증(등 디스크 병)은 진단이 쉽지 않았다. 석회가 침착하거나 오랜 시간이 지나서 증상이 악화되어 보행 장애나 하반신 마비가 생겨서야 뒤늦게 진단이 되었다. 그런데 이렇게 진단이 늦어지면 개방형 절개 수술을 해야 했고 수술 후 하반신이 잘 움직여지지 않는 문제가 있었다. 지금은 MRI 진단 검사의 발전으로 조기에 흉추 디스크 탈출증을 발견해 간단한 미니맥스 시술만으로 치료할 수 있다.

경피적 내시경 등 디스크 시술은 운동신경 마비나 심한 감각 장애, 대소변 장애가 오기 전에 흉추 간판 탈출증(등 디스크 병)을 안전하고 효과적으로 고치는 방법으로 세계 최초로 우리들병원이 개발하였다.

이 시술의 적응증이 궁금해요

증상으로 본 적응증은 요통, 흉배부통, 가슴 통증, 옆구리 통증을 일으키는 등 디스크 병, 다리에 저림증이나 이상감각을 일으키는 등 디스크 병 그리고 아직 하반신 마비나 대소변 장애가 오지 않았으나 우둔하게 걷

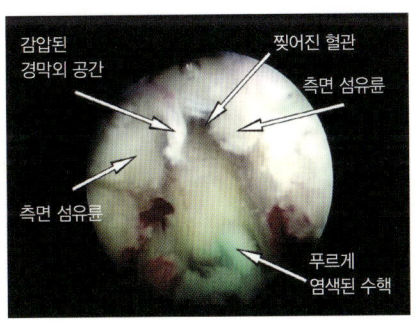

▲내시경으로 자세히 들여다본 등 디스크 탈출증

거나 보행이 원활하지 않은 등 디스크 병이 해당된다.

또한 MRI 상 등 디스크 병으로 나타났어도 CT 영상을 함께 찍어 탈출된 디스크가 석회화되지 않고 소프트한 상태로 확인될 때 적응증이 된다.

MRI 촬영시 허리와 함께 CTL방식의 흉추 쪽 추가 촬영이 필요하다.

> Advice | **등 디스크 병은 어떤 질환인가?**
>
> 등 디스크 병은 매우 드문 척추 디스크 질환으로 중추신경인 척수를 직접 누르는 병이기 때문에 그 증상이 모호하여 척추 전문의들도 진단을 내리기 어렵다.
> 흉추통, 흉부통, 등배부통, 요통, 다리 저림증, 좌골신경통, 간헐적 파행성 보행 증상이 있으면 흉추 디스크 탈출증인지 혹은 다른 원인지 정확하게 감별 진단하는 것이 매우 중요하다. 이 등 디스크 병은 MRI가 가장 좋은 진단 촬영법으로, 요통으로 허리 MRI를 찍을 때 흉추 쪽으로 CTL 방식으로 추가해 달라고 요청해야 한다.
> 치료도 매우 까다롭고 위험한 병이다. 갈비뼈 안에 폐, 심장, 간 등 중요 장기가 위치해 있고, 중추신경이 지나가기 때문에 안전 범위가 1mm밖에 안 되기 때문이다(목 디스크병은 2mm, 허리 디스크 병은 5mm). 이런 이유로 심장과 폐, 그리고 간장 등 중요 장기들을 안전하게 제치는 방법의 절개 수술이 많이 시행되어 왔다. 하지만 절개 수술 시 중추신경을 건드리게 되면 두 다리가 마비되는 심각한 합병증이 올 수 있다.
> 세계적으로 이 병을 안전하게 후유증 없이 고칠 수 있는 병원은 정말 손에 꼽을 정도로 드물다. 50례 이상의 풍부한 시술 경험과 정밀한 시술법을 보유한 곳은 한국의 이상호, 독일의 로젠달, 미국의 디크만과 피세티, 프랑스의 베나제 등 손에 꼽을 정도밖에 되지 않는다. 과거의 전통적 수술은 등 쪽에서 시행했는데, 성공률이 58%에 불과하고, 무려 28%에서 더 악화되었다. 또 최근의 가슴 절개 방법도 14.4%에서 합병증이 있다. 따라서 하반신이 마비된 최악의 경우만 흉곽 절개술을 시행하고 흉통, 요통, 다리 저림 증상만 있을 경우에는 시술 경험이 풍부한 척추 전문의에게 보다 안전하고 효과적인 내시경 등 디스크 성형술을 받는 것이 개방형 절개 수술의 합병증과 후유증을 피하는 방법이다.

이 시술은 어떻게 이뤄지나요

환자는 무릎을 자연스럽게 굽힐 수 있고 팔을 머리 양옆에 편안히 둘 수 있는 시술용 침대에 엎드린 다음 의식이 있는 상태에서 부분마취만

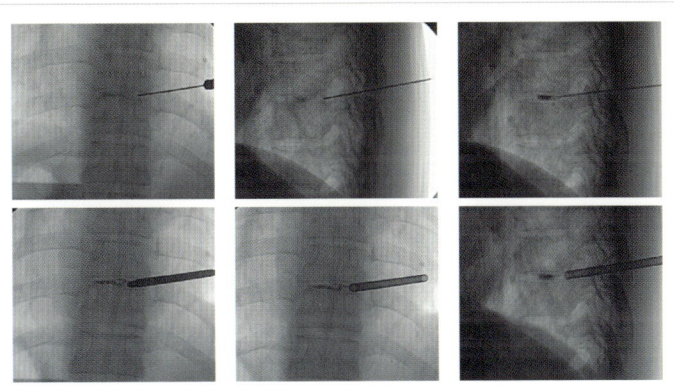
▲영상증폭기(C-arm) 의 안내를 받아 등 디스크 부위를 보면서 정확하게 가는 바늘과 내시경 관을 차례로 삽입하는 모습

받는다.

　시술 집도 의사는 MRI와 CT를 통해 흉추 디스크가 확인되면 탈출된 정도와 위치에 따라 시술 경로를 결정한다. 가슴 부위에는 폐, 심장, 간 등 주요 장기가 갈비뼈 안에 위치해 있어 정확한 접근이 필요하다. 정확한 시술 경로가 확인되면 영상증폭기(C-arm) 영상을 보며 등 중앙에서 옆구리 방향으로 약 4~6cm 바깥쪽 위치에 6mm 굵기의 가는 내시경 관을 정확하게 삽입한다.

　그다음 의사는 컴퓨터 모니터 화면을 보면서 레이저와 고주파열 등을 이용하여 탈출된 디스크를 선택적으로 치료한다. 보다 안전하고 정확한 시술을 위해 CT 안내의 도움을 받을 수도 있다. 부분마취 후 절개하지 않는 방식으로 시행되기 때문에 일회용 반창고만 붙이면 시술은 완료된다.

이 시술의 장점은 무엇인가요

　전신마취를 하지 않고 환자가 깨어 있는 상태에서 시술하기 때문에 환자의 반응을 적시에 모니터링할 수 있다. 감압하는 모든 과정을 내시경을 통해 크게 볼 수 있어 처음부터 끝까지 완벽하게 시술 시야를 확보할 수 있다.

또한 척추신경을 건드리거나 조작을 하지 않고도 효과적으로 탈출된 디스크를 제거함으로써 안전하게 병변을 치료할 수 있다. 통증이 빨리 사라지며 회복 또한 빠르다.

이에 반해 등 근육을 절개하는 개방형 수술은 근육 손상이 크고 수술 성공률은 50%에 불과하며 수술 후유증의 위험도 높다. 가슴을 여는 개흉술 방식의 등 디스크 수술은 늑간 신경통을 유발할 수 있다. 단, 경성 디스크, 변성되었거나 격리된 디스크의 경우 내시경 시술이 제한적일 수 있다. 상부 혹은 중앙의 흉추 디스크의 경우 신경성형술이 필요할 수 있다.

개방형 관혈적 등 디스크 수술

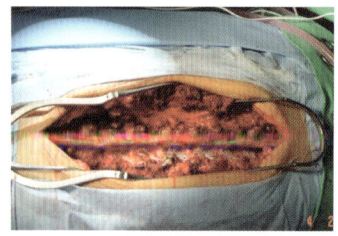

▲등 근육을 크게 절개하는 개방형 절개 수술은 성공률이 낮고 합병증의 위험이 높다.

경피적 내시경 등 디스크 시술

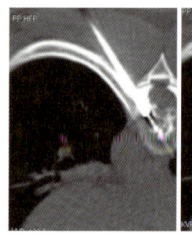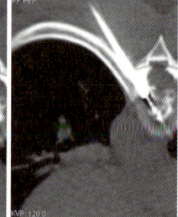

▲CT 영상의 안내를 받아 안전하고 정확하게 내시경을 삽입한 모습

시술 후 주의사항

- 시술 후 약 3시간 후 집으로 간다. 안정을 원하면 1일 정도 입원이 가능하다.
- 보조기는 착용할 필요가 없다. 흉추는 늑골과 흉곽 자체가 보조기처럼 작용하기 때문이다.

4. "디스크를 잘라내지 않고 튼튼하게 복원한다"
경피적 내시경 허리 디스크 성형술
(Percutaneous Endoscopic Lumbar Discoplasty)

'경피적 내시경 허리 디스크 성형술'은 미세하고 유연한 내시경 레이저 기구를 사용하여 디스크 앞쪽과 중앙의 건강한 수핵은 전혀 손상시키지 않고, 통증을 일으키는 뒤쪽 섬유륜의 병변만을 선택적으로 치료하는 획기적인 만성 디스크 병 치료술이다. 기존의 척추 디스크 수술법이 대체로 '디스크 절제술(Discectomy)'이라는 용어를 사용하는 것과 달리 이 시술은 디스크 성형술(Discoplasty)'이라고 표현한다. '성형술(Plasty)'이라는 말은 흔히 미용을 목적으로 하는 수술로 알려져 있지만, 척추 디스크 치료에 있어서는 보다 깊은 치료 철학이 담겨 있다. 그것은 바로 '최대한 정상 조직을 보존하여 최대한 원래의 건강한 기능을 복원하도록 돕는 것'을 의미한다.

이 시술의 적응증이 궁금해요

6개월 이상의 보존적 치료를 시행해도 '요통' 또는 '하지 방사통을 동반한 요통'이 호전되지 않는다면 자기공명영상(MRI) 촬영과 통증 유발 디스크 조영술(Provocative Discography)과 같은 영상학적 검사를 시행하여 내시경 디스크 성형술의 적응증 여부를 판별할 수 있다.

다음과 같은 허리 디스크 병으로 인한 '요통' 또는 '하지 방사통'을 동반한 요통이 적응증이다.

- 찢어진 섬유륜 틈으로 혈관과 신경이 자라들어가 육아종이 되면서 만성통증을 일

으키는 디스크 내부 장애증(Internal Disc Derangement).
- 파열되지 않고 섬유륜 속에 내포되어 있는 디스크 수핵 탈출증(Contained Disc Herniation)
- 디스크의 수분이 줄고 말라서 디스크 주변 연골까지 변성을 일으키는 디스크 변성증(Degernerative Disc Disease)

가장 대표적인 적응증은 허리 디스크 내부 장애증(Internal Disc Derangement)이다. 디스크 뒤쪽 섬유륜이 찢어져 그 틈으로 수핵이 흘러 들어가 신생 혈관과 신생 신경을 동반한 육아조직이 성장해 통증을 일으키는 경우, 내시경 허리 디스크 성형술로써 홀뮴야그 레이저를 이용해 통증의 원인을 수축 기화시키고 찢어진 섬유륜을 응고시켜 디스크 가장자리를 튼튼하게 만들어준다.

디스크 수핵 탈출증은 디스크가 파열되어 바깥으로 이동하지 않고 뒤쪽 섬유륜 속에 포함된 경우(Contained Disc Herniation)로 요통이 주 증상이면 경피적 내시경 디스크 성형술이 효과적이다. 디스크를 원형대로 보존해야 요통이 좋아지기 때문이다. 그러나 디스크가 바깥으로 이동되어 파열되었거나 탈출된 디스크 조각이 큰 경우(Noncontained Disc Herniation), 다리 방사통이 주 증상인 경우에는 경피적 내시경 디스크 성형술(Percutaneous Endoscopic Discoplasty)보다 경피적 내시경 디스크 시술(Percutaneous Endoscopic Discectomy)을 받는 것이 좋다.

디스크의 수분이 줄고 까맣게 상하여 디스크 주변 연골까지 변성을 일으키는 디스크 변성증(Degernerative Disc Disease)에도 내시경 허리 디스크 성형술을 시행해 좋은 결과를 기대할 수 있다.

단, 수분이 빠져 이미 디스크가 딱딱해졌거나 척추관의 협착이나 골절과 같이 뼈 이상에 의한 신경 압박 소견이 있는 경우에는 개방형 관혈적 수술

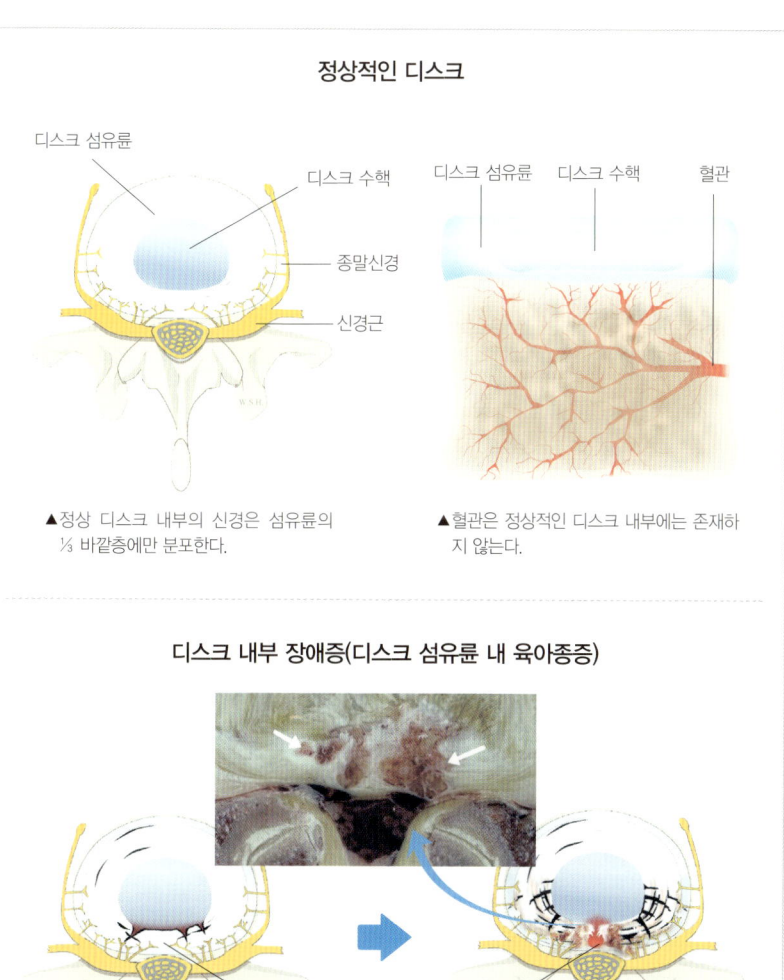

Part 2 디스크 치료의 혁명, 미니맥스 척추시술

(Open Surgery)이 더 적합하다. 그외 신경학적 결손이 진행 중이거나 심한 근력 저하나 마미총 증후군 등이 있다면 경피적 내시경 디스크

> **디스크인성 요통의 5대 증상**
>
> ☑ 오래 앉아 있기 힘들어 안절부절 못한다.
> ☑ 무거운 물건을 들기 싫어진다.
> ☑ 앉았다 일어서면 얼른 허리가 펴지지 않는다.
> ☑ 격렬한 운동이나 중노동을 한 다음 날은 요통이 심하다.
> ☑ 같은 자세로 오래 버티기 어렵다.

성형술보다 개방형 관혈적 수술이 더 적합하다.

치료 예후가 좋은 환자는 10~30대 사이의 젊은 층이나 한 곳에만 디스크 질환이 있는 경우 또는 통증 유발 디스크 조영술 시행 중 고압 유형(High Pressure Type)이거나 조영제를 1cc 이하만 주입해도 통증이 나타나는 경우다.

이 시술은 어떻게 이뤄지나요

▶ 시술 계획

시술에 앞서 자기공명영상(MRI) 검사와 통증 유발 디스크 조영술(Provocative Discography)을 시행해 디스크 병의 정확한 위치와 상태를

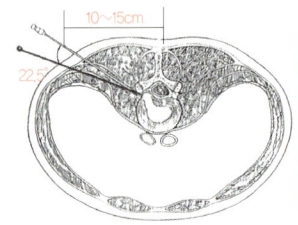 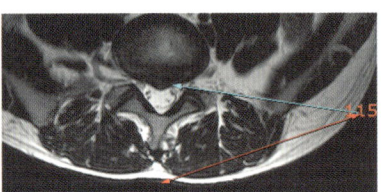

▲바늘과 내시경 관의 진입 지점은 허리 중앙에서 옆구리 방향으로 10~15cm 떨어진 곳이며 바늘과 내시경 관의 축성 각도는 앞쪽과 중앙의 수핵을 건드리지 않기 위해 평균 22° 이하로 설정한다.

확인한 후 시술 계획을 세운다.

바늘과 내시경 관의 진입 지점은 허리 중앙에서 옆구리 방향으로 10~15cm 떨어진 곳이며 바늘과 내시경 관의 축성 각도는 앞쪽과 중앙의 수핵을 건드리지 않기 위해 평균 22° 이하로 설정한다.

▶ **부분마취 후 바늘 삽입**

내시경 허리 디스크 성형술은 부분마취 상태에서 시행한다. 환자는 편안하게 엎드린 자세를 취한 후 의식이 있는 상태에서 의사와 대화를 나누며 시술을 받을 수 있다.

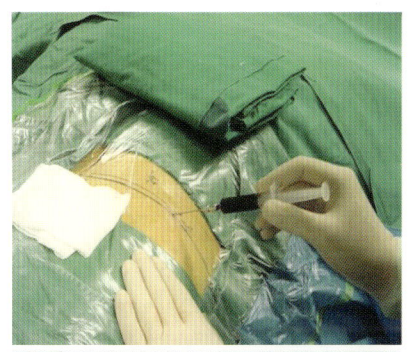
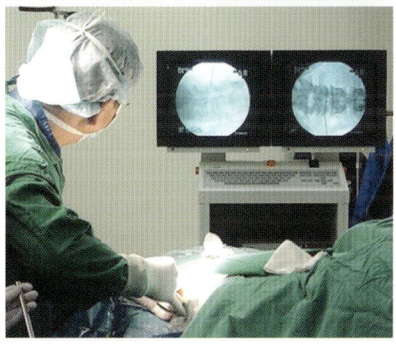

▲안전하고 정확히 병소에 접근하기 위해 영상증폭기를 통해 내부 경로를 관찰하며 바늘을 삽입한다.

부분마취가 완료되면 의사는 복강 내부 기관과 얽힌 척추 신경 및 신경절을 손상시키지 않고 정확히 병소에 접근하기 위해 영상증폭기(C-arm) 영상을 통해 내부 경로를 관찰하며 바늘을 삽입한다. 이때 의사는 환자와 이야기를 나누며 환자의 반응을 확인한다.

▶ **디스크 조영술을 통해 손상 섬유륜 관찰**

디스크 가까이 도달한 바늘을 뒤쪽 섬유륜에 삽입하기 전 디스크 조영술을 시행한다. 통증을 일으키는 병변의 위치를 정확히 확인하고 정상 조직을 보존하면서 효과적으로 치료하기 위함이다.

디스크 조영술은 가느다란 바늘로 조영제와 인디고카르민의 혼합물을 디스크 내부에 주입해 손상된 섬유륜의 위치와 상태를 영상증폭기(C-arm) 영상을 통해 관찰할 수 있는 방법이다.

이때 인디고카르민으로 염색된 디스크는 이후 내시경 영상을 통해 자세히 관찰할 수 있다. 찢어진 섬유륜 틈으로 들어가 염증을 일으키는 수핵은 인디고카민에 의해 파랗게 염색이 된다. 또 섬유륜이 손상된 부분은 혈액이 약간 섞여 있고, 정상적인 섬유륜 부위는 혈액이 섞여 있지 않은 흰색이다.

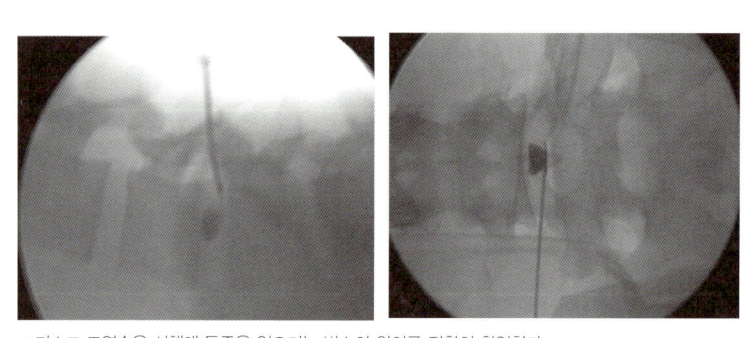

▲디스크 조영술을 시행해 통증을 일으키는 병소의 위치를 정확히 확인한다.

▶ 미세한 내시경 관 삽입

디스크 조영술을 통해 손상된 뒤쪽 섬유륜의 정확한 위치를 확인했다면, 미세한 내시경 관을 삽입해 컴퓨터 모니터를 통해 내시경 영상을 확인하면서 후종인대에 가까이 접근해 뒤쪽 섬유륜의 병변에 정확히 삽입한다.

허리 디스크 성형술에 사용되는 내시경 기구는 지름 약 2.5mm 굵기의 내시경 작업관에 디스크 내부를 관찰할 수 있는 내시경 조명과 병소를 치료하는 레이저 그리고 병소 주변의 염증 유발 물질을 세척하는 식염수가

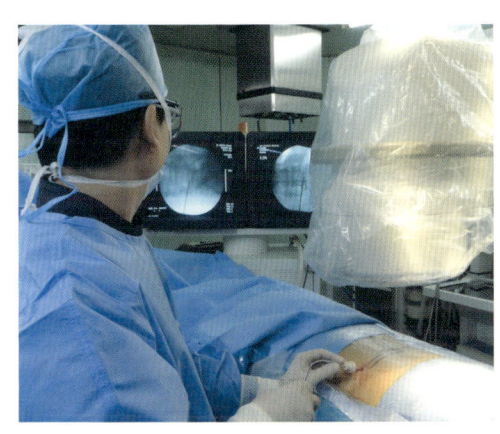
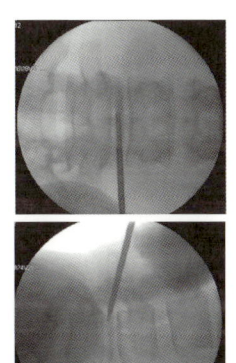

각각 통과하는 지름 약 0.3mm 굵기의 가는 줄 세 가닥이 달려있다.

　미세한 내시경 관을 삽입하기 때문에 환자는 시술 중에 거의 통증을 느끼지 않으며 건강한 디스크는 대부분 건드리지 않고 보존할 수 있다.

▶ 레이저로 통증 원인 제거

컴퓨터 모니터를 통해 내시경 화면을 확인하면서 손상된 뒤쪽 섬유륜의

내시경으로 본 디스크 섬유륜 내부 모습

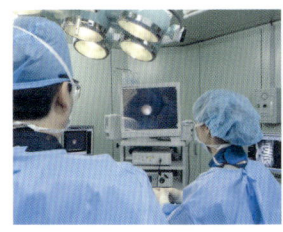
▲컴퓨터 모니터로 내시경 화면을 자세히 관찰하는 모습

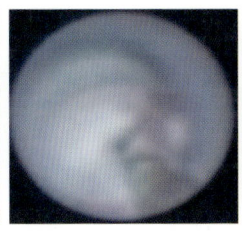
▲섬유륜 속에서 이상 혈관이 관찰되고 있다.

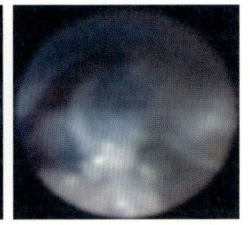
▲손상된 섬유륜을 레이저로 치료한 모습

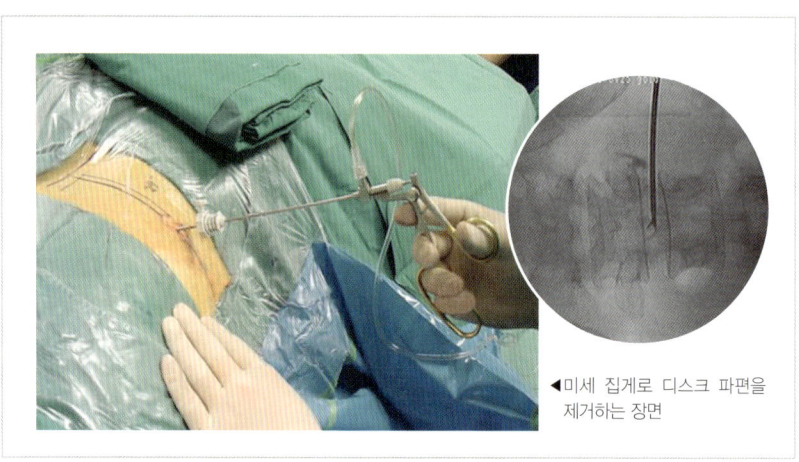

◀ 미세 집게로 디스크 파편을 제거하는 장면

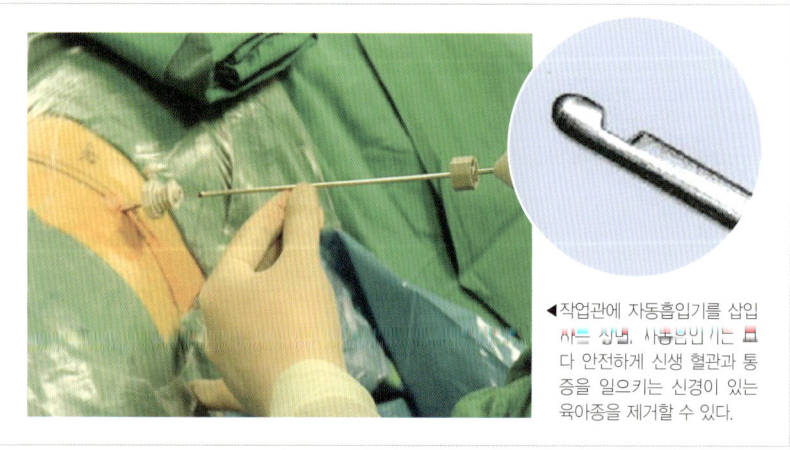

◀ 작업관에 자동흡입기를 삽입 사용 상법, 사용분인기는 보다 안전하게 신생 혈관과 통증을 일으키는 신경이 있는 육아종을 제거할 수 있다.

병변 위치를 확인 다음, 홀뮴야그 레이저를 정확히 병변 부위해 직접 조사하여 치료한다. 찢어진 섬유륜 안쪽에서 밀려나온 육아조직이나 탈출된 디스크는 수축 기화시키고, 손상된 섬유륜을 튼튼하게 응고시켜 성형한다.

기본적으로 레이저로 치료하지만 시술 중 파편 조각을 관찰할 경우에는 같은 작업관을 통해 미세 집게를 이용해 제거한다.

시술 중에는 레이저 에너지에 의한 조직의 열 손상을 방지하고 감염을 막기 위해 항생제를 혼합한 생리식염수로 지속적인 세척을 병행한다. 이는 선명한 내시경 시야를 확보하는데도 도움을 준다. 시술 중 즉시 통증이 해소되기 때문에 의사는 환자와 자주 대화를 나누면서 통증의 호전 여부를 물어서 확인한다.

▶ **시술 완료**

내시경을 통해 통증을 일으키는 육아조직과 탈출 디스크가 완전히 수축 기화되었는지 확인하면 시술은 끝난다. 시술 시간은 평균 45분, 입원 기간은 평균 24시간 이내다.

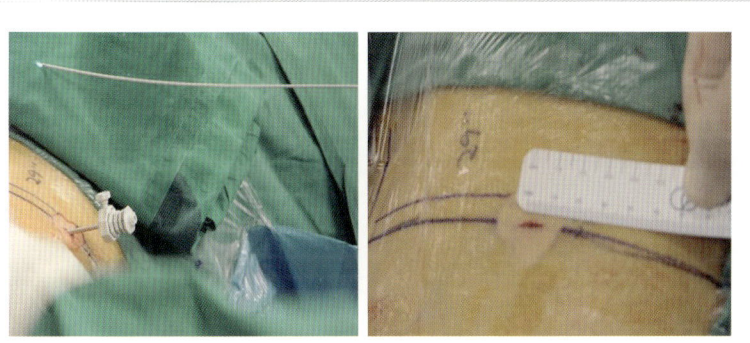

▲ 허리 디스크 성형술에 사용되는 내시경 관은 지름이 2.5mm에 불과하여 시술 후 흉터가 남지 않는다.

이 시술의 장점은 무엇인가요

만성적인 디스크 병을 치료하기 위해 무조건 병소 부위를 크게 제거하고 주변의 건강한 조직까지 파괴해버린다면, 우리 몸은 본래의 생리 기능을

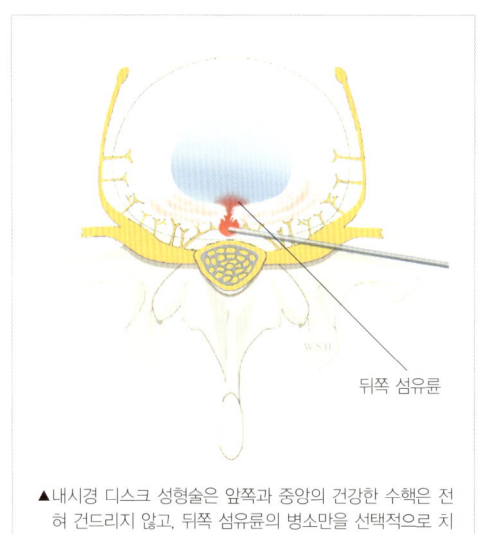

▲내시경 디스크 성형술은 앞쪽과 중앙의 건강한 수핵은 전혀 건드리지 않고, 뒤쪽 섬유륜의 병소만을 선택적으로 치료한다.

뒤쪽 섬유륜

잃게 되고 수술 후 합병증이나 후유증의 위험으로부터도 자유로울 수 없게 된다. 또 고주파열 치료술 같은 비수술적 요법은 절차가 간단한 반면 그동안 좋은 치료 성적을 보여주지 못했다. 내시경 허리 디스크 성형술은 바로 이러한 개방형 척추 수술의 위험성을 없애면서 치료 성공률은 90%대로 높인 근본적인 디스크 병 치료술이다.

 이 시술은 피부와 근육을 절개하여 벌리거나 척추뼈를 잘라내는 방법을 사용하지 않는다. 젓가락처럼 가느다란 내시경 관을 피부에 찌르듯이 삽입해 병소가 있는 뒤쪽 섬유륜만을 선택적으로 치료한다.

 찢어진 섬유륜 속으로 흘러들어간 수핵이나 섬유륜 속에 새로 자리 잡은 육아조직을 선택적으로 수축 기화시키고, 섬유륜 속으로 깊이 자라들어간 이상 감각신경은 차단해준다. 이렇게 통증의 원인을 제거한 다음에는 갈라지고 찢어진 섬유륜을 레이저로 봉합하여 다시 튼튼하게 만들어준다.

 이때 앞쪽과 중앙의 건강한 디스크 수핵과 섬유륜은 건드리지 않고 보존하여 디스크 본래의 쿠션 기능을 잃지 않도록 해주는 것이 이 시술의 핵심이다.

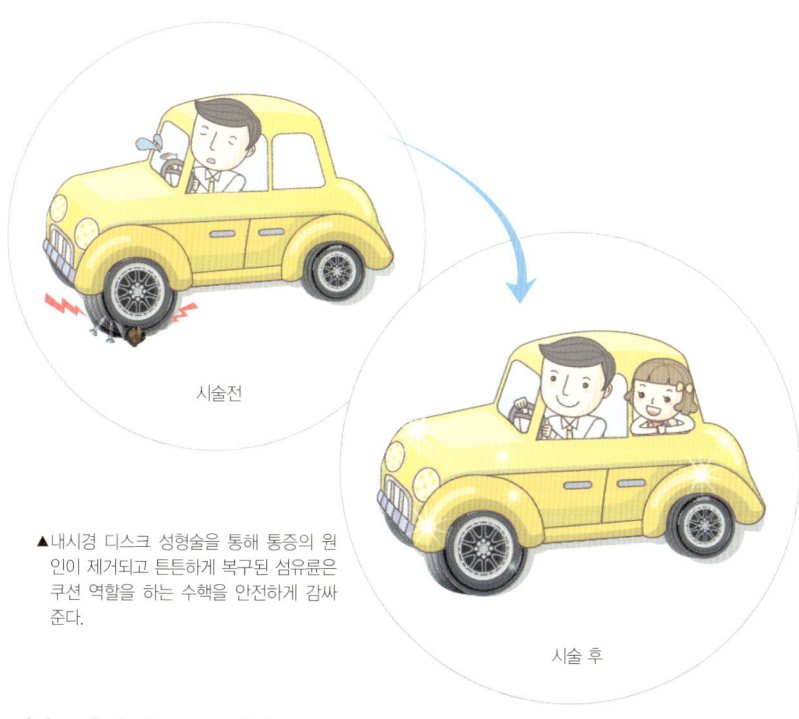

시술전

▲내시경 디스크 성형술을 통해 통증의 원인이 제거되고 튼튼하게 복구된 섬유륜은 쿠션 역할을 하는 수핵을 안전하게 감싸준다.

시술 후

시술 결과가 궁금해요

시술 성공률은 약 93.3%이다. 단점은 큰 디스크 조각을 제거할 수가 없다는 점이다. 이때는 직경 약 6mm의 큰 내시경을 사용해야 한다. 0.1%에서 일시적 감염 및 염증, 5%에서 신경자극이 나타날 수 있고, 5%에서 절개하는 개방형 관혈적 수술이 필요할 수 있는데 그 이유는 4%에서 실패하거나 1%에서 다시 재발할 가능성이 있기 때문이다. 만약 디스크 사이가 좁아져 디스크 결핍증이 심해지면, 인공디스크 삽입술이나 전방 뼈융합술, 극돌기관삽입술, 척추후공판 사이 안정술 같은 절개 방식의 수술을 할 수도 있다. 이때도 우리 몸의 손상을 최소화한 미니맥스 방식의 척추 수술을 검토하는 것이 좋다.

45세 남성의 섬유륜 내 육아조직증 증례

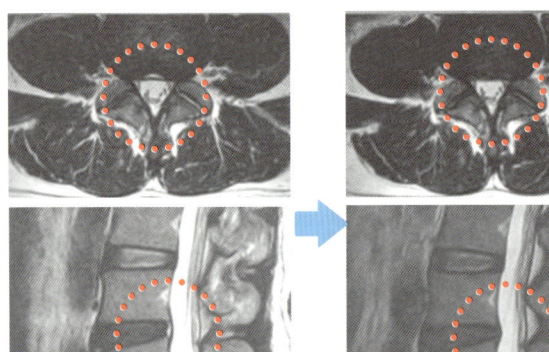

시술 전 MRI
▲손상된 섬유륜이 하얀 점처럼 보인다.

시술 후 MRI
▲디스크 수핵을 잘라내지 않고 디스크 성형술로 요통을 치료했다.

60세 남성의 디스크 수핵 탈출증 증례

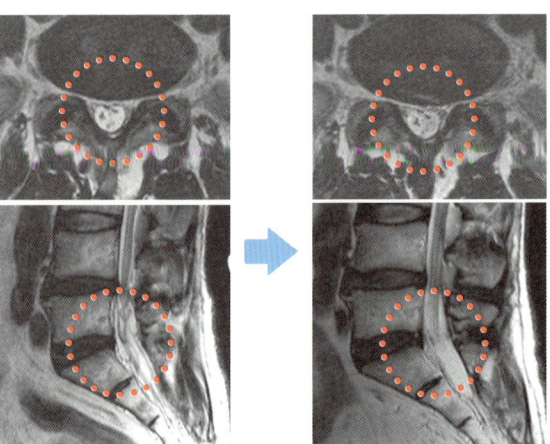

시술 전 MRI
▲디스크 수핵이 파열되지 않고 볼록하게 섬유륜 속에 내포되어 있다.

시술 후 MRI
▲디스크 높이를 그대로 유지하면서 디스크 성형술로 허리와 엉덩이, 다리 통증을 치료했다.

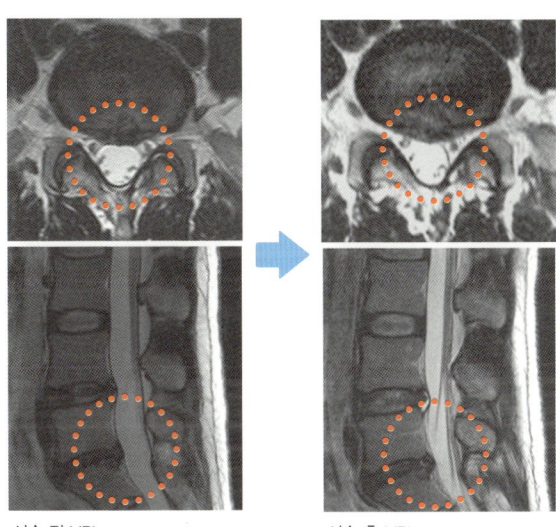

38세 남성 골퍼의 디스크 변성증 증례

시술 전 MRI
▲디스크 수분이 줄어 높이가 낮아져 있다.

시술 후 MRI
▲디스크를 전부 제거하는 수술을 하지 않고 디스크 성형술로 요통을 치료했다.

시술 후 주의사항

- 시술 당일 퇴원이 가능하며 바로 일상생활이 가능하다. 시술 후 1주 동안은 무리하지 않고 가능하면 안정을 취한다.
- 2주 동안은 허리를 지나치게 굽히거나 젖히고 돌리는 자세를 피하고 50분 이상 오래 앉아 있지 않도록 한다.
- 2주 후에는 척추 전문의의 지도 아래 허리 스트레칭 운동을 시행하도록 하고 3주째부터는 직장생활을 시작할 수 있다.

5 "디스크를 잘라내지 않고 튼튼하게 복원한다"
경피적 내시경 목 디스크 성형술
(Percutaneous Endoscopic Cervical Discoplasty)

해부학상 경추관은 요추관보다 훨씬 좁기 때문에 목 디스크 조각이 조금만 탈출되어도 척수신경을 쉽게 압박할 수 있다. 때문에 목 디스크 시술은 매우 섬세하고 정교한 기술을 요한다. 우리들병원 척추연구팀이 개발한 내시경 목 디스크 성형술은 미세한 내시경 기구를 이용해 척수신경을 손상하지 않고 병소만을 안전하게 치료하는 혁신적인 목 디스크 치료법이다. 입원부터 퇴원까지, 내시경 목 디스크 성형술 과정을 따라가본다.

이 시술의 적응증이 궁금해요

6개월 이상의 보존적 치료를 시행해도 목과 어깨 통증, 손과 팔 저림, 두통 및 현기증 호전되지 않는다면 MRI와 디스크 조영술과 같은 영상학적 검사를 시행하여 내시경 목 디스크 성형술의 적응증 여부를 판별할 수 있다.

다음과 같은 경추 뇌증후의 목 디스크 병이 적응증이다.

- 찢어진 섬유륜 틈으로 혈관과 신경이 자라 들어가 흉터가 되면서 통증을 일으키는 목 디스크 내부 장애증(Internal Disc Derangement)
- 파열되지 않고 뒤세로 인대나 섬유륜 속에 내포되어 있는 연성 목 디스크 수핵 탈출증(Contained Disc Herniation)
- 디스크의 수분이 줄고 말라서 디스크 주변 연골까지 변성을 일으키는 목 디스크 변성증(Degernerative Disc Disease)

목과 어깨 통증을 호소해온 61세 여성의 증례

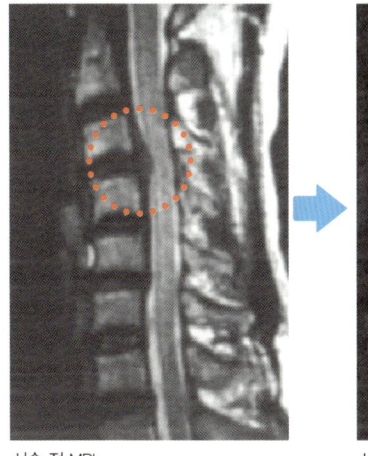 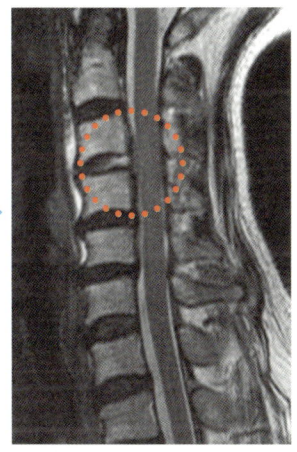

시술 전 MRI
▲탈출 디스크가 신경을 압박하고 있다.

시술 후 MRI
▲디스크 성형술 후 탈출 디스크가 수축되어 신경이 바로 펴졌다.

이 시술의 대표적인 적응증은 경추부의 곡선이 정상적으로 유지되고 있으며, 파열되지 않고 섬유륜 속에 내포되어 있는 연성 목 디스크 수핵 탈출증(Contained Disc Herniation)과 디스크 뒤쪽 섬유륜이 찢어져 그 틈으로 수핵이 흘러 들어갔거나 신생혈관과 신생신경을 동반한 육아조직이 성장해 통증을 일으키는 목 디스크 내부 장애증(Internal Disc Derangement)이다. 디스크의 수분이 줄고 까맣게 상하여 디스크 주변 연골까지 변성을 일으키는 목 디스크 변성증(Degernerative Disc Disease)의 경우에도 내시경 목 디스크 성형술로 좋은 결과를 기대할 수 있다.

단, 디스크가 바깥으로 이동되어 파열되었거나 탈출된 디스크 조각이 큰 경우는 경피적 내시경 디스크 절제술(Percutaneous Endoscopic

Discectomy)을, 수분이 빠져 이미 디스크가 딱딱해졌거나 척추관이 협착되었거나 골절과 같이 뼈 이상에 의한 신경 압박 소견이 있는 경우

> **디스크인성 경추통의 주요 증상**
> ☑ 주로 목뼈의 복판에 국소적 통증이 있다.
> ☑ 목이 아픈 부위가 그때그때 다른 이동성 통증이다.
> ☑ 목을 움직이고 누워 있으면 편해진다.
> ☑ 통증이 있는 반대 방향으로 움직이면 통증이 감소된다.
> ☑ 급성 통증이 왔다가 며칠 지나면 슬그머니 사라진다.

는 관혈적 디스크 절제술(Open Discectomy)을 받는 것이 좋다.

특히 내시경 목 디스크 성형술은 전통적인 목 디스크 수술의 후유증인 목소리 쉼 증세에 대한 우려가 없다. 따라서 성대 보호가 필수적이고 일상생활이 바쁜 환자들(성악가, 방송인, 연예인, 정치가, 교사, 의사)에게 우선적으로 권유할 만한 시술법이다.

이 시술은 어떻게 이뤄지나요

▶ 시술 계획

시술에 앞서 자기공명영상(MRI) 검사와 통증유발 디스크 조영술 (Provocative Discography)을 시행해 디스크 병의 정확한 위치와 상태를 확인한 후 시술 계획을 세운다.

허리 디스크 성형술은 옆구리 쪽에서 내시경 관을 삽입하지만 목 디스크 성형술은 목 앞쪽에서 내시경 관을 삽입해 병소가 있는 뒤쪽 섬유륜으로 접근한다.

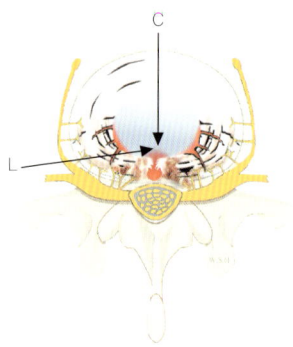
▲허리 디스크 성형술은 L 방향으로, 목 디스크 성형술은 C 방향으로 접근한다.

▶ 부분마취 후 바늘 삽입

환자는 배와 가슴을 위로 하여 반듯하게 눕는다. 의사는 환자의 목을 부드럽게 젖힌 상태에서 부분마취를 시행한다.

마취가 완료되면 의사는 신경을 손상시키지 않고 정확히 병소에 접근하기 위해 영상증폭기(C-arm) 영상을 통해 내부 경로

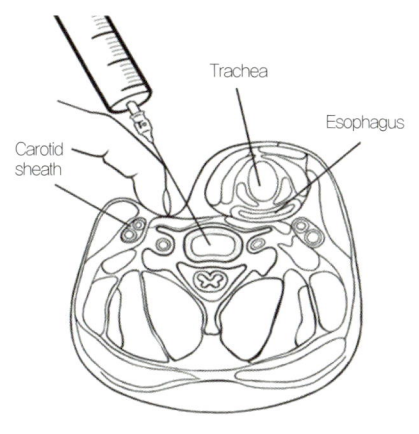

를 관찰하며 바늘을 삽입한다. 이때 의사는 환자와 이야기를 나누며 환자의 반응을 확인한다.

▶ 디스크 조영술을 통해 손상 섬유륜 관찰

디스크 가까이 도달한 바늘을 섬유륜에 삽입하기 전 디스크 조영술을 시행한다. 통증을 일으키는 병변의 위치를 정확히 확인해 정상 조직을 보존하면서 효과적으로 치료하기 위함이다.

디스크 조영술은 가느다란 바늘로 조영제와 인디고카르민의 혼합물을 디스크 내부에 주입해 손상된 섬유륜의 위치와 상태를 영상증폭기(C-arm) 영상을 통해 관찰할 수 있는 방법이다.

이때 인디고카르민으로 염색된 디스크는 이후 내시경 영상을 통해 자세히 관찰할 수 있다. 찢어진 섬유륜 틈으로 들어가 염증을 일으키는 수핵은 인디고카민에 의해 파랗게 염색이 된다. 또 섬유륜이 손상된 부분은 혈액이 약간 섞여있고, 정상적인 섬유륜 부위는 혈액이 섞여 있지 않은 흰색이다.

▶ 미세한 내시경 관 삽입

 디스크 조영술을 통해 손상된 뒤쪽 섬유륜의 정확한 위치를 확인했다면, 미세한 유연한 내시경 관을 삽입해 컴퓨터 모니터를 통해 내시경 영상을 확인하면서 후종인대에 가까이 접근해 뒤쪽 섬유륜의 병변에 정확히 삽입한다.

 목 디스크 성형술에 사용되는 내시경 기구는 지름 약 1.5mm 굵기의 내시경 작업관에 디스크 내부를 관찰할 수 있는 내시경 조명과 병소를 치료하는 레이저 그리고 병소 주변의 염증 유발 물질을 세척하는 식염수가 각각 통과하는 지름 0.3mm 굵기의 가는 줄 세 가닥이 달려 있다.

 미세한 내시경 관을 삽입하기 때문에 환자는 시술 중에 거의 통증을 느끼지 않으며 건강한 디스크는 대부분 건드리지 않고 보존할 수 있다.

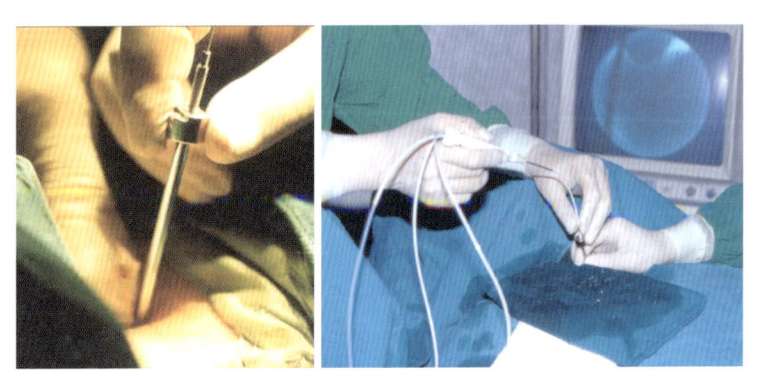

▲내시경 레이저로 목 디스크를 성형하고 있는 장면. 세 가닥의 줄은 레이저, 내시경, 식염수 세척을 위한 것으로, 이 세 가닥의 줄은 지름 1.5mm의 내시경 레이저 한 줄 속에 들어가 있다.

▶ 레이저로 통증 원인 제거

컴퓨터 모니터를 통해 내시경 화면을 확인하면서 손상된 뒤쪽 섬유륜의 병변 위치를 확인 다음, 홀뮴야그 레이저를 정확히 병변 부위해 직접 조사하여 치료한다. 찢어진 섬유륜 안쪽에서 밀려나온 육아조직이나 탈출된 디스크는 수축 기화시키고, 손상된 섬유륜을 튼튼하게 응고시켜 성형한다.

시술 중에는 레이저 에너지에 의한 조직의 열 손상을 방지하고 감염을 막기 위해 항생제를 혼합한 생리식염수로 지속적인 세척을 병행한다.

이는 선명한 내시경 시야를 확보하는데도 도움을 준다. 시술 중 즉시 통증이 해소되기 때문에 의사는 환자와 자주 대화를 나누면서 통증의 호전 여부를 물어서 확인한다.

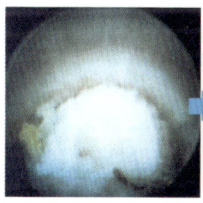 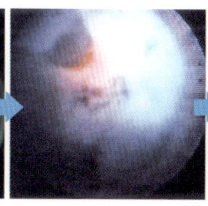 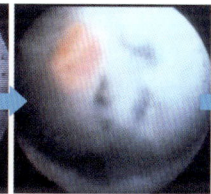 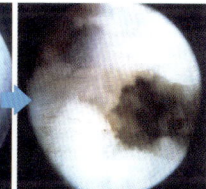

▲내시경으로 본 디스크 내부 모습
▲레이저를 쏘는 모습. 내시경 레이저 팁은 빨갛게 보이고 디스크는 하얗게 보인다.
▲내시경 레이저로 본 목 디스크 모습. 시술 전의 디스크 파편이 수축 되고 있다.
▲시술 후 병적인 디스크 파편이 수축되고 오그라들어 검게 보인다. 대부분의 정상 디스크 수핵은 하얗게 보존되었다.

▶ 시술 완료 후 상처 처치

내시경을 통해 통증을 일으키는 육아조직과 탈출 디스크가 완전히 수축 기화되었는지 확인한 후 시술은 끝난다. 시술 시간은 평균 45분, 입원기간은 평균 1일이다.

시술 성공률은 약 88.8%다.

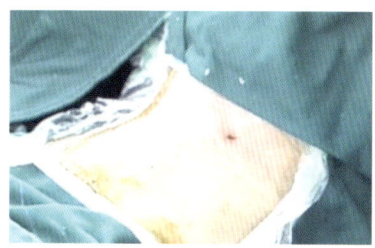

▲내시경 목 디스크 성형술은 시술 후 흉터를 남기지 않는다.

이 시술의 장점은 무엇인가요

이 시술법은 부분마취를 시행하기 때문에 환자가 의식이 있는 상태에서 시술이 진행되며, 시술 시간이 짧고 시술 후 24시간 이내 퇴원할 수 있다. 직장 복귀도 빠르고 심각한 부작용도 전혀 없다.

무엇보다도 시술 후, 개방형 수술 시 우려되는 쉰 목소리에 대한 합병증이 없어 성대 보호가 필수적이고 일상생활이 바쁜 환자들(성악가, 방송인, 연예인, 정치가, 교사, 의사)에게 우선적으로 권유할 만한 시술법이다.

이 시술법은 기존 내시경 시술법의 장점 외에도 개방형 수술 시 우려되는 이물감 등의 부작용이나 흉터가 거의 없다. 시술 후 통증이 거의 없기 때문에 환자의 만족도가 매우 높다. 특히 여성의 경우 흉터가 없어 더욱 만족도가 높다.

Advice | 목 디스크 병 치료의 새로운 지평을 연 '내시경 목 디스크 성형술'

1992년 이전까지 목 디스크 수술은 앞쪽 디스크 절제술이나 뼈융합술이 주된 방법이었고, 드물게 절개 방식의 척추 신경구멍 확장술이 시행되어왔다.

그러나 이 같은 관혈적 절개 방법은 수술 상처가 깊고 넓고, 근골격에 손상을 주며 전신마취 부작용이 나타날 수도 있어, 이미 팔다리 힘이 약해진 최악의 경우에만 시행해야 한다. 특히 앞쪽 디스크 절제술의 경우, 일시적 목쉼 증상의 합병증이 51%까지(여성의 경우 65%까지) 보고되어 있으며, 영구적으로 목이 쉰 경우도 3.4%까지 보고되어 있다.

따라서 성악가, 방송인, 연예인, 정치가, 교사, 의사, 상업, 판매업과 같이 목소리가 곧 자산인 사람들에게는 목 디스크 수술법이 심각한 문제로 인식되어왔다. 또한 목 앞쪽에 흉터가 남아 와이셔츠, 터틀넥 셔츠, 목도리로 가리고 다녀야 하는 불편이 따랐다.

이러한 가운데 1992년, 마침내 우리들병원 척추수술연구팀은 내시경 레이저를 이용한 목 디스크 성형술을 개발해 척수신경 손상 없이 병소만을 안전하게 치료할 수 있게 되었다. 1988년 프랑스의 가스탕비드와 테롱, 독일의 후글란트와 헬링거, 미국의 세이퍼 그리고 일본의 타지마가 칼을 대지 않는 목 디스크 치료법을 발전시킨 이래, 목 디스크 치료 분야의 새로운 지평을 열게 된 것이다.

시술 결과가 궁금해요

우리들병원에서 최근 5년 이상 추적 조사방법으로 내시경 레이저 목 디스크 성형술을 받은 환자 85명을 연구한 결과, 내시경 목 디스크 성형술의 성공률은 88.8%를 나타내고 있다. 85명의 환자는 44명이 남자, 41명이 여자였으며 평균 48세(25~76세)였다. 79명은 상지통 등이 신경근병증을 보였으며, 6명은 경도의 마비가 진행되어 절개 수술을 필요로 하는 척추병증을 보였지만 전신마취 시 위험도가 높아 부분마취로 시행되는 경피적 내시경 목 디스크 성형술을 받았다. 평균 시술 시간은 45분, 평균 입원 기간은 1.19일이었다.

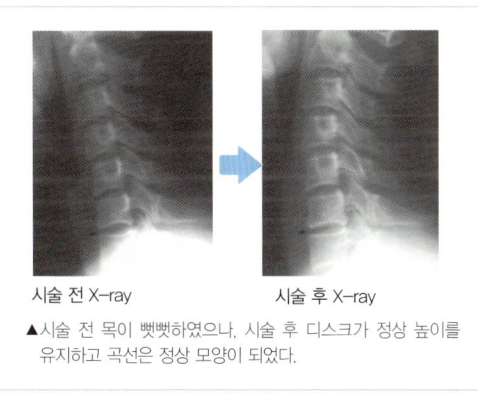

시술 전 X-ray → 시술 후 X-ray
▲시술 전 목이 뻣뻣하였으나, 시술 후 디스크가 정상 높이를 유지하고 곡선은 정상 모양이 되었다.

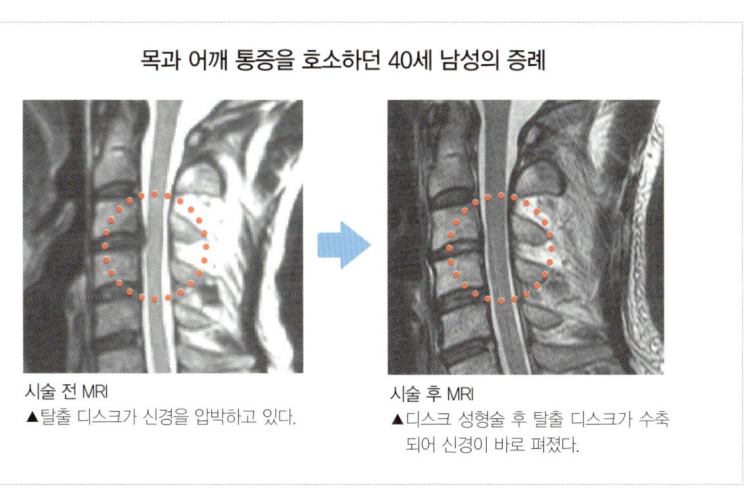

목과 어깨 통증을 호소하던 40세 남성의 증례

시술 전 MRI
▲탈출 디스크가 신경을 압박하고 있다.

시술 후 MRI
▲디스크 성형술 후 탈출 디스크가 수축되어 신경이 바로 펴졌다.

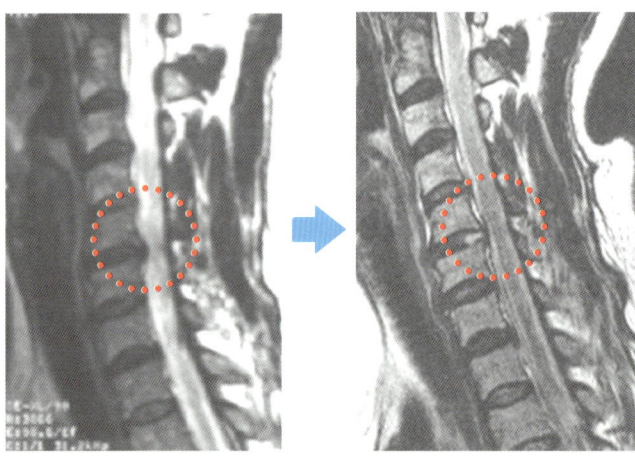

목 통증을 호소하던 52세 여성의 증례

시술 전 MRI
▲탈출 디스크가 신경을 압박하고 있다.

시술 후 MRI
▲디스크 성형술 후 탈출 디스크가 수축되어 신경이 바로 펴졌다.

시술 후 주의사항

- 시술 후 환자는 약 3시간 정도의 침상 안정을 취한 후, 특별한 부작용이 발견되지 않으면 바로 퇴원한다. 더 관찰을 요구하는 경우도 대부분 24시간 이내에 퇴원한다.
- 퇴원 후에는 약 3일 정도 경구용 항생제와 간단한 소염 진통제를 복용하고, 환자의 상태에 따라 약 1~2주간의 경추 보조기를 착용한다.
- 시술 후 4~6주가 지나면 일주일에 두 번씩 3개월 동안 재활 치료를 하면서 목 근육을 강화시킨다.

6 "디스크를 잘라내지 않고 튼튼하게 복원한다"
경피적 내시경 등 디스크 성형술
(Percutaneous Endoscopic Thoracic Discoplasty)

등 디스크 병은 대단히 드문 척추 디스크 질환으로 증상이 모호하여 진단이 쉽지 않다. 또 갈비뼈 안에 폐, 심장, 간 등 중요 장기가 위치하고 중추신경이 지나기 때문에 시술 시 안전 범위가 1mm밖에 안 될 정도로 치료가 어렵고 위험한 질환이다.

따라서 하반신이 마비된 최악의 경우만 흉곽 절개술을 시행하고 흉통, 요통, 다리저림만 있을 경우에는 보다 안전하고 효과적인 내시경 등 디스크 성형술을 받는 것이 절개 수술의 합병증과 후유증을 피하는 방법이다.

이 시술의 적응증이 궁금해요

6개월 이상의 보존적 치료를 시행해도 흉추통, 흉부통, 등배부통, 요통, 다리 저림증, 좌골신경통, 간헐적 파행성 보행 증상이 호전되지 않는다면 MRI와 디스크 조영술과 같은 영상학적 검사를 시행하여 내시경 등 디스크 성형술의 적응증 여부를 판별할 수 있다.

다음과 같은 등 디스크 병이 적응증이다.

- 찢어진 섬유륜 틈으로 혈관과 신경이 자라들어가 흉터가 되면서 통증을 일으키는 등 디스크 내부 장애증(Internal Disc Derangement)
- 파열되지 않고 섬유륜 속에 내포되어 있는 연성 등 디스크 수핵 탈출증(Contained Disc Herniation)

- 디스크의 수분이 줄고 말라서 디스크 주변 연골까지 변성을 일으키는 등 디스크 변성증(Degernerative Disc Disease)

　대표적인 적응증은 파열되지 않고 섬유륜 속에 내포되어 있는 연성 등 디스크 수핵 탈출증(Contained Disc Herniation)과 디스크 뒤쪽 섬유륜이 찢어져 그 틈으로 수핵이 흘러 들어갔거나 신생혈관과 신생신경을 동반한 육아조직이 성장해 통증을 일으키는 등 디스크 내부 장애증(Internal Disc Derangement)이다. 디스크의 수분이 줄고 까맣게 상하여 디스크 주변 연골까지 변성을 일으키는 등 디스크 변성증(Degernerative Disc Disease) 역시 내시경 등 디스크 성형술로 좋은 결과를 기대할 수 있다.

디스크인성 흉추통의 주요 증상

☑ 등배부통이 잦고 가끔 흉부통을 호소한다.
☑ 여성의 경우 등배부통이나 흉부통이 브래지어 압박 때문이라고 착각하기 쉽다.
☑ 왼쪽 가슴이 불편한 경우에는 심장 쪽의 협심증으로 의심하기 쉽다.
☑ 가슴 한복판이 불편해지면 식도염으로, 옆구리 통증이 오면 콩팥 이상이나 늑골신경통으로 잘못 의심하기 쉽다.

* 등 디스크 병은 환자의 임상 증상만으로는 다른 질환과 혼동하기 쉬워 목이나 허리 부위에 비해 진단이 쉽지 않다.

이 시술은 어떻게 이뤄지나요

▶ 시술 계획

　시술에 앞서 자기공명영상(MRI)과 컴퓨터단층촬영(CT)을 통해 흉추 디스크 병의 상태와 위치를 확인해 안전하고 정확한 시술 경로를 결정한다.

첨단 내비게이션 장비를 장착한 컴퓨터단층촬영기로 3D 이미지를 촬영해 사전 시뮬레이션을 통해 시술법을 결정한다.

등 디스크 주변에는 폐·심장·간 같은 주요 장기가 위치하고 있어 시술 기구가 이를 손상하지 않도록 안전한 경로로 정확하게 시술해야 한다.

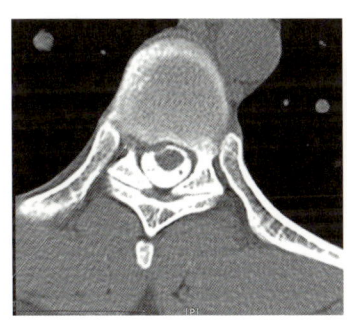 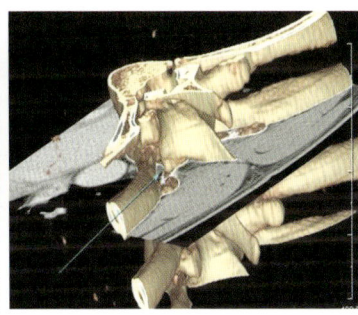

▲컴퓨터단층촬영을 통해 탈출된 등 디스크가 신경을 압박하고 있는 모습을 3차원 이미지로 정확하게 확인할 수 있다.

▶ 부분마취

환자는 편안하게 엎드리고 베개를 이용해 병변이 있는 쪽을 20° 정도 올린 후 부분마취를 시행한다.

▶ 디지털 내비게이션 영상 통해 경로 관찰

마취가 완료되면 주변의 장기를 손상하지 않고 보다 빠르고 안전하고 정확하게 병소에 접근하기 위해 CT나 O-arm과 같은 디지털 내비게이션 영상의 도움을 받아 시술 경로를 확인하며 바늘을 삽입한다.

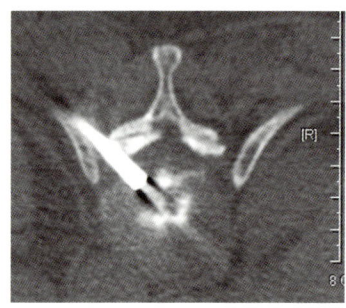 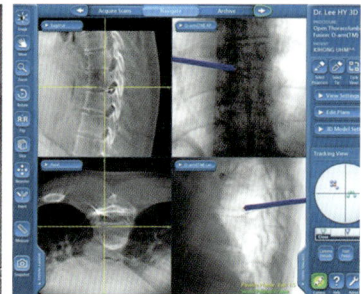

▲ CT 영상으로 본 내시경 디스크 성형술 장면 ▲O-arm 영상으로 본 내시경 디스크 성형술 장면

젓가락처럼 가는 내시경 관을 늑골과 척추뼈 사이의 빈틈으로 정확히 삽입한 다음 레이저로 손상된 등 디스크를 수축시키고 있다.

▶ 미세한 내시경 관 삽입

등 중앙에서 바깥 쪽으로 약 4~6cm 떨어진 곳에서 내시경 관을 늑골과 흉추 사이로 삽입한다. 이때도 역시 실시간 CT나 O-arm과 같은 디지털 내비게이션 영상의 안내를 받으며 안전하게 시술한다.

등 디스크 성형술에 사용하는 내시경 기구는 허리 디스크 성형술 기구와 같다. 약 2.5mm 굵기의 내시경 작업관에 디스크 내부를 관찰할 수 있는 내시경 조명과 병소를 치료하는 레이저 그리고 병소 주변의 염증 유발 물질을 세척하는 식염수가 각각 통과하는 약 0.3mm 굵기의 가는 줄 세 가닥이 달려 있다.

미세한 내시경 관을 삽입하기 때문에 환자는 시술 중 거의 통증을 느끼지 않으며 건강한 디스크

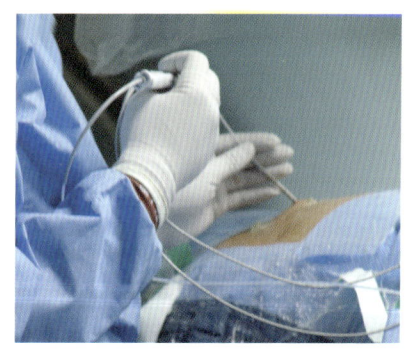

▲미세한 내시경 기구를 삽입하는 모습

는 대부분 건드리지 않고 보존할 수 있다.

▶ 레이저로 통증 원인 제거

컴퓨터 모니터를 통해 내시경 화면을 확인하면서 손상된 뒤쪽 섬유륜의 병변 위치를 확인 다음, 홀뮴야그 레이저를 정확히 병변 부위해 직접 조사하여 치료한다. 찢어진 섬유륜 안쪽에서 밀려나온 육아조직이나 탈출된 디스크는 수축 기화시키고, 손상된 섬유륜을 튼튼하게 응고시켜 성형한다.

시술 중에는 레이저 에너지에 의한 조직의 열 손상을 방지하고 감염을 막기 위해 항생제를 혼합한 생리식염수로 지속적인 세척을 병행한다. 이는 선명한 내시경 시야를 확보하는데도 도움을 준다. 시술 중 즉시 통증이 해소되기 때문에 의사는 환자와 자주 대화를 나누면서 통증의 호전 여부를 물어서 확인한다.

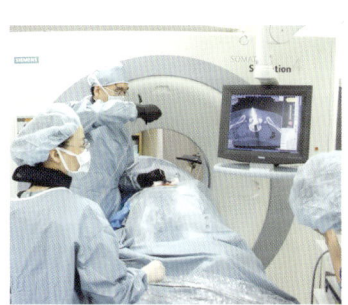
▲CT 내비게이션 영상을 통한 내시경 등 디스크 성형술 장면

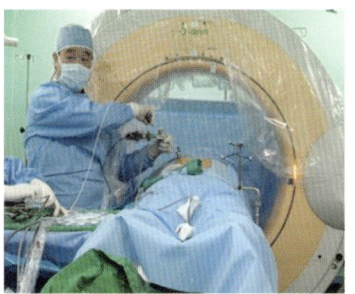
▲O-arm 내비게이션 영상을 통한 내시경 등 디스크 성형술 장면

▶ 시술 완료

내시경을 통해 통증을 일으키는 육아조직과 탈출 디스크가 완전히 수축 기화되었는지 확인한 후 일회용 반창고만 붙이면 시술은 끝난다.

이 시술의 장점은 무엇인가요

연성 등 디스크 병은 매우 드문 척추 디스크 질환으로 대부분 말초신경이 눌려 흉부통, 배부통, 옆구리통을 일으키나 가끔 살짝 누르는 병이기 때문에 그 증상이 모호하여 척추 전문의들도 진단을 내리기 어렵다.

흉추통, 흉부통, 등배부통, 요통, 다리 저림증, 좌골신경통, 간헐적 파행성 보행 증상이 있으면 연성 흉추 디스크 탈출증인지 혹은 다른 원인인지 정확하게 감별 진단하는 것이 매우 중요하다. 이 등 디스크 병은 MRI가 가장 좋은 진단 촬영법으로, 요통으로 허리 MRI를 찍을 때 흉추 쪽도 CTL 방식으로 추가해달라고 요청해야 한다.

치료에서 매우 까다롭고 위험한 병이다. 갈비뼈 안에 폐, 심장, 간 등 중요 장기가 위치해 있고, 중추신경이 지나가기 때문에 안전 범위가 1mm밖에 안 되기 때문(목 디스크 병은 안전 범위가 2mm, 허리 디스크 병은 안전 범위가 5mm)이다.

이런 이유로 심장과 폐, 그리고 간장 등 중요 장기들을 안전하게 제치는 방법의 절개 수술이 많이 시행되어 왔다. 하지만 개방형 절개 수술 시 중추신경을 건드리게 되면 두 다리가 마비되는 심각한 합병증이 올 수 있다.

과거의 개방형 관혈적 등 디스크 수술은 등 쪽에서 시행했는데, 성공률이 58%에 불과하고, 무려 28%에서 더 악화되었다. 또 최근의 가슴 절개 방법도 14.4%에서 합병증이 있다.

따라서 하반신이 마비된 최악의 경우만 흉곽 절개술을 시행하고 흉통, 요통, 다리 저림증상만 있을 경우에는 시술 경험이 풍부한 척추 전문의에게 보다 안전하고 효과적인 내시경 등 디스크 성형술을 받는 것이 절개 수술의 합병증과 후유증을 피하는 방법이다.

시술 결과가 궁금해요

우리들병원의 최근 5년간 통계를 보면 내시경 등 디스크 성형술의 성공률은 87.5%이다. 이렇게 등 디스크 질환을 절개하지 않고 작은 내시경으로 고치는 치료 방법은 세계적으로 놀라운 성과다. 가슴이나 등을 절개하기 이전에 내시경 성형술을 시도해 보는 것이 좋다. 이 시술은 하반신 마비가 될 가능성을 99.9% 차단하는 예방적 치료이기도 하다.

51세 여성의 등 디스크 성형술 증례

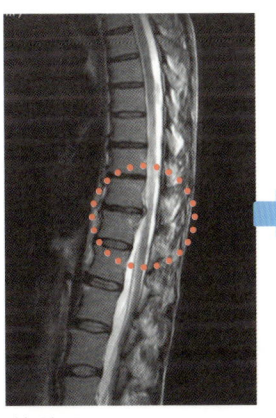

시술 전 MRI
▲탈출 디스크가 신경을 압박하고 있다.

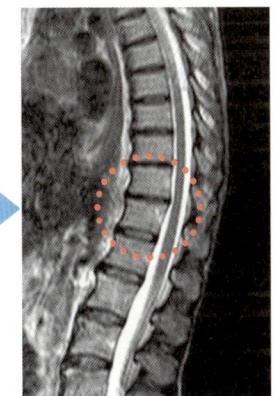

시술 후 MRI
▲디스크 성형술 후 탈출 디스크가 수축되어 신경이 바로 펴졌다.

시술 후 주의사항

- 시술 후 약 3시간 후 집으로 간다. 안정을 원하면 1일 정도 입원이 가능하다.
- 보조기는 착용할 필요가 없다. 흉추는 늑골과 흉곽 자체가 보조기처럼 작용하기 때문이다.

7. "고령 환자도 안전하게 근본 치료한다"
경피적 내시경 요추 신경구멍 성형술
(Percutaneous Endoscopic Lumbar Foraminoplasty)

요추 신경구멍 협착증은 심한 하지 방사통과 요통을 일으키는 대표적인 척추 질환 가운데 하나다. 고령화 사회에 진입하면서 척추의 퇴행에 의한 신경구멍 협착증 환자가 급증하고 있는데, 이 질환은 일반적인 디스크 병이나 척추관 협착증에 비해 진단이 쉽지 않고 치료 방법도 매우 까다롭다.

기존에는 주로 전신마취 아래 피부를 많이 절개하는 관혈적 감압술을 시행하거나 인공 뼈와 나사못을 이용해 뼈를 융합하는 수술적 방법이 대부분이었다. 하지만 이 경우, 오랜 수술 시간을 필요로 하고 수술 후에도 여러 가지 합병증 및 부작용으로 말미암아 만족도가 매우 떨어지는 단점이 있었다.

이에 우리들병원은 부분마취 하에 절개하지 않고 내시경을 이용하여 신경구멍을 확장하여 치료하는 미니맥스 시술 방법을 개발하였고, 이로써 신경구멍 협착증을 앓고 있는 고령의 환자나 합병증이 우려되는 질환을 갖고 있는 환자들에 대해서도 안전하게 원인치료를 할 수 있는 계기를 마련하였다.

이 시술의 적응증이 궁금해요

6주 이상의 보존요법에도 효과가 없는 요통 및 하지 방사통과 저림증, 오랫동안 걷지 못하고 걷다 쉬기를 반복하는 파행성 보행과 같은 증상이 MRI 등 영상의학적 검사와 일치할 경우에 이 시술이 필요하다.

영상의학적 검사에서의 적응증은 MRI 및 CT를 포함한 제반 영상의학적 검사상 요추 신경구멍 협착증이 뚜렷한 경우다. 선택적 신경차단술을 통해 일시적인 반응을 보인 경우에도 효과가 우수하다.

이 시술은 어떻게 이뤄지나요?

▶ 시술 계획 및 부분마취 시행

수술 전 MRI와 CT 영상을 통해 신경구멍 협착증의 위치와 상태를 확인하여 안전하고 정확한 시술 경로를 결정한다. 시술용 침대에 엎드려 누운 환자에게 국소마취제와 진정제 등으로 부분마취를 시행한다.

▶ 미세한 내시경 관 삽입

시술 의사는 허리 중앙으로부터 8~13cm 바깥쪽 위치에 바늘을 삽입한 후, 투시경을 보면서 바늘을 신경구멍에까지 접근시킨다. 이후 그 경로를 따라 단계적으로 내시경 관을 삽입하고 투시경으로 위치를 확인한다.

내시경 관이 신경구멍을 통과할 때 신경을 자극하면 심한 통증을 유발할 수 있으므로, 가급적 신경을 피해 신경구멍 바깥쪽에 내시경을 위치시키는 것이 중요하다.

▶ 신경구멍 성형술 시행

내시경 관이 정확히 삽입되었다면 관의 내부로 내시경을 삽입한 다음, 모니터를 통해 신경구멍이 협착된 상태를 살펴본다. 처음에는 압박된 신경이 잘 보이지 않고 두꺼워진 신경구멍의 뼈만 보이는데, 내시경 기구들을 이용하여 신경구멍을 조심스럽게 확장하면 압박된 신경을 확인할 수 있다.

이때부터는 신경이 다치지 않도록 눈으로 확인하면서 조심스럽게 감압술을 시행한다. 효과적으로 신경구멍을 확장하고 신경을 감압하기 위해서는 내시경용 펀치나 레이저 같은 첨단 기구가 필요하다. 시술 중 의사는 환자가 부분마취만 받아 의식이 있기 때문에 "문제가 없는지, 원래의 통증이 해소되었는지" 등 환자 상태에 대해 대화하며 확인할 수 있다.

내시경으로 신경 감압이 완료되었음을 확인하면 시술이 완료된다. 환자는 1시간 정도의 안정을 취한 후 특별한 처치 없이 퇴원할 수 있다.

이 시술의 장점은 무엇인가요

요추 신경구멍 협착증은 관혈적 수술을 통해서도 치료가 쉽지 않은 병인데, 경피적 내시경 요추 신경구멍 성형술은 전신마취를 하지 않고 절개 또한 필요 없는 미니맥스 시술임에도, 요추 신경구멍 협착증을 매우 정밀하고 높은 성공률로 치료한다.

특히 퇴행성 질환인 요추 신경구멍 협착증은 고령 환자가 대부분을 차지하는 만큼 수혈과 전신마취를 요하는 개방형 관혈적 척추수술의 위험성은 극복하면서 직접 환부에 접근해 효과적으로 신경구멍을 감압하기 때문에 근본적인 원인치료 효과를 기대할 수 있다.

또한 시술 절차가 간단하기 때문에 입원 기간이나 일상생활로의 복귀가 빠른 장점이 있다. 평균적으로 시술시간은 1시간 이내이며, 입원기간은 1~2일이다.

단, 좁은 공간을 통해 내시경을 삽입하고 섬세한 기구들을 이용하여 감압하는 시술이므로 내시경 시술경험이 부족한 척추의사가 시행하기에는 어려운 점이 있다. 척추 내시경에 관한 충분한 지식과 3년 이상의 내시경 시술 경험을 갖춘 숙련된 척추 전문의만이 시행할 수 있는 고난도 시술인 것이다.

경피적 내시경 요추 신경구멍 성형술을 받은 환자의 증례

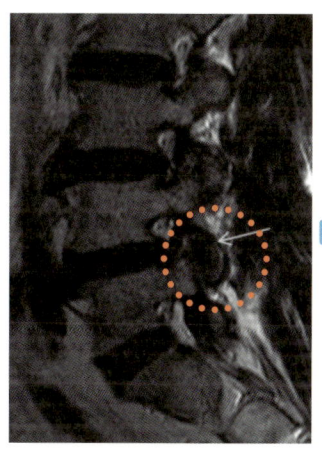

시술 전 MRI
▲요추 제4과 제5번 사이의 신경구멍(→)이 좁아져 요추 제5번 천추 제1번의 큰 구멍(하얀색)이 절반 밖에 안 된다.

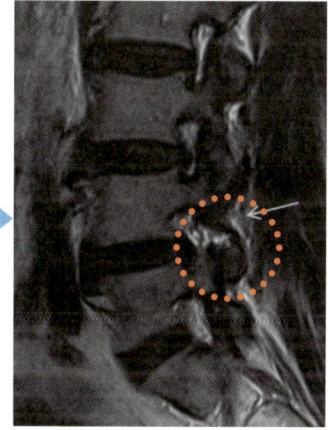

시술 후 MRI
▲성형술 후 요추 제4번과 제5번 사이의 신경구멍(→)이 넓어졌다.

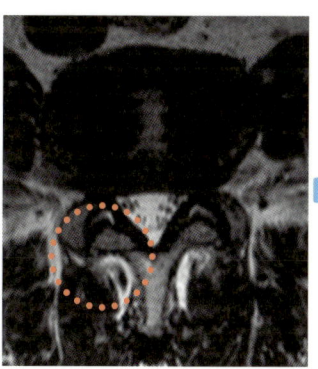

시술 전 MRI
▲오른쪽 신경구멍이 좁아져서 신경 성형술만으로는 근본치료가 되지 않는다.

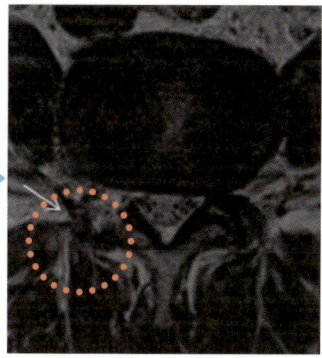

시술 후 MRI
▲오른쪽 신경구멍(→)이 원인치료로써 넓어졌다.

시술 결과가 궁금해요

3년 이상의 내시경 시술 경험과 테크닉을 갖춘 의사가 시술한다면 시술 성공률이 매우 높으며 합병증도 거의 없다. 시술 성공률 및 만족도는 90% 이상이며 실제 증상의 호전률은 95%에 달한다. 치명적인 합병증은 없으며 가장 흔한 증상은 시술 후 다리저림 증상인데 약 6%에서 발생하며 대개 일시적이어서 6개월 이내에 사라진다.

시술 후 주의사항

- 시술 당일 퇴원이 가능하며 필요한 경우 1일 정도 입원할 수도 있다. 곧바로 일상생활이 가능하지만, 시술 후 1주 동안은 무리하지 않고 가능하면 안정을 취한다.
- 2주 동안은 허리를 지나치게 굽히거나 젖히고 돌리는 자세를 피하고 50분 이상 오래 앉아 있지 않도록 한다.
- 2주 후에는 척추 전문의의 지도 아래 허리 스트레칭 운동을 시행하도록 하고 3주째부터는 직장생활을 시작할 수 있다.

8 "절개하지 않고 신경구멍 협착증을 근본 치료한다"
경피적 내시경 경추 신경구멍 성형술
(Percutaneous Endoscopic Cervical Foraminoplasty)

목 디스크 병은 위치에 따라서 크게 두 가지로 나눌 수 있다. 중추신경을 압박하여 척수증을 유발하는 '중심성 디스크 병'과 말초 신경근을 압박하는 '신경구멍 디스크 병'이 그것이다. 환자 빈도수로 보면 '중심성 디스크 병'보다 '신경구멍 디스크 병'이 훨씬 더 많으며, 고령화 사회로 진입하면서 척추의 퇴행에 의한 신경구멍 협착증 환자는 더욱 급증하고 있다.

경추 신경구멍 협착증 역시 일반적인 디스크 병이나 척추관 협착증에 비해 진단이 쉽지 않고 치료 방법도 매우 까다롭다. 기존 방법은 주로 전신마취 아래 피부를 많이 절개하여 관혈적으로 감압하거나 인공뼈와 나사못을 이용해 뼈를 융합하는 수술적 방법으로, 오랜 수술시간을 요하고 수술 후에도 여러 가지 합병증 및 부작용으로 말미암아 만족도가 매우 떨어지는 단점이 있었다.

우리들병원이 개발한 '경피적 내시경 경추 신경구멍 성형술'은 내시경을 이용하여 신경구멍을 확장하여 치료하는 미니맥스 시술로서, 신경구멍 협착증을 앓고 있는 고령의 환자나 합병증이 우려되는 질환을 갖고 있는 환자들에게 희소식을 전하고 있다.

이 시술의 적응증이 궁금해요

6주 이상의 보존요법에도 효과가 없는 상지 방사통 및 목·어깨 통증, 저림증과 같은 증상이 MRI 등 영상의학적 검사와 일치할 경우에 이 시술이 필요하다. 영상의학적 검사에서의 적응증은 MRI 및 CT를 포함한 제반 영상의학적 검사 상 경추 신경구멍 협착증이 뚜렷한 경우다.

선택적 신경차단술을 통해 일시적인 반응을 보인 경우에도 효과가 우수하다.

이 시술은 어떻게 이뤄지나요

▶ 시술 계획 및 마취 시행

수술 전 MRI와 CT 영상을 통해 신경구멍 협착증의 위치와 상태를 확인하여 안전하고 정확한 시술 경로를 결정한다. 시술용 침대에 엎드려 누운 환자에게 안전을 위해서 전신마취를 시행하고 시술 부위를 표시한다.

▶ 미세한 내시경 관 삽입

시술 의사는 목 중앙으로부터 1.5~2cm 바깥쪽 위치에 바늘을 삽입한 후, 투시경을 보면서 바늘을 신경구멍에까지 접근시킨다. 이후 그 경로를 따라 단계적으로 내시경 관을 삽입하고 투시경으로 위치를 확인한다.

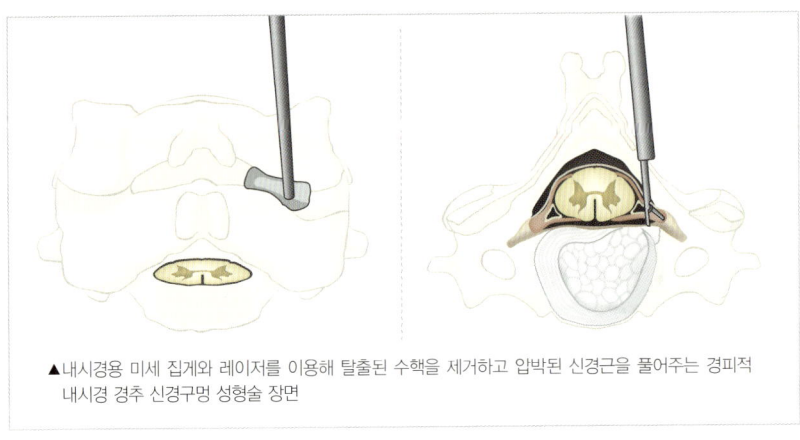

▲내시경용 미세 집게와 레이저를 이용해 탈출된 수핵을 제거하고 압박된 신경근을 풀어주는 경피적 내시경 경추 신경구멍 성형술 장면

▶ 신경구멍 성형술 시행

내시경 관이 정확히 삽입되었다면 관의 내부로 내시경을 삽입한 다음, 모니터를 통해 신경구멍이 협착된 상태를 살펴본다.

먼저 경추 후궁 및 관절의 이행부를 중심으로 뼈를 노출시킨 다음, 내시경 드릴을 이용하여 조심스럽게 경추 후궁 및 관절을 부분적으로 제거하고 노출된 황색인대를 기구 및 레이저를 이용하여 제거한다. 황색인대가 제거되면 신경근과 탈출된 수핵을 관찰할 수 있는데, 이때 내시경용 미세 집게와 레이저를 이용해 탈출된 수핵을 제거하고 압박된 신경근을 풀어준다.

이 과정에서 어느 정도의 출혈이 있을 수 있으니 단계적으로 지혈제를 사용하여 지혈해가면서 감압하는 것이 중요하다. 감압이 어느 정도 진행되면 출혈이 멈추기 시작하고 압박되었던 신경도 부드럽게 풀린다.

내시경으로 신경 감압이 완료되었음을 확인하면 시술이 완료된다. 환자는 수 시간 정도의 안정을 취한 후 특별한 처치 없이 24시간 내에 퇴원할 수 있다. 평균 입원 기간은 1~2일이다.

이 시술의 장점은 무엇인가요

경추 신경구멍 협착증의 경우, 관혈적 방법으로 확장수술을 하면 수술 중 과도한 출혈이 우려되고 수술 후에는 불안정증이 올 가능성이 매우 크다. 이에 반해 '경피적 내시경 경추 신경구멍 성형술'은 내시경을 이용해 절개하지 않고도 직접 환부에 접근하여 필요한 부분만 감압하기 때문에 불필요한 출혈이나 수술 후 불안정증에 대한 우려가 적다.

또한 시술 절차가 간단하기 때문에 입원 기간이나 일상생활로의 복귀가 빠른 장점이 있다. 근본적인 수술의 효과를 얻으면서 안전한 비수술 치료의 장점을 겸비하고 있는 것이다.

단, 좁은 공간을 통해 내시경을 삽입하고 섬세한 기구들을 이용하여 감압하는 시술이므로 내시경 시술 경험이 부족한 척추의사가 시행하기에는 어려운 점이 있다. 척추 내시경에 관한 충분한 지식과 3년 이상의 내시경 시술 경험을 갖춘 숙련된 척추 전문의만이 시행할 수 있는 고난도 시술인 것이다.

시술 결과가 궁금해요

충분한 내시경 시술 경험과 테크닉을 갖춘 의사가 시술한다면 시술 성공률이 매우 높으며 합병증도 거의 없다. 시술 성공률 및 만족도는 90% 이상이다. 치명적인 합병증은 없으며 가장 흔한 증상은 시술 후 어깨, 팔 저림 증상인데 약 9%에서 발생하며 대개 일시적이어서 6개월 이내에 사라진다.

시술 후 주의사항

- 시술 후 환자는 약 3시간 정도의 침상 안정을 취한 후, 특별한 부작용이 발견되지 않으면 바로 퇴원한다. 더 관찰을 요구하는 경우도 대부분 24시간 이내에 퇴원한다.
- 퇴원 후에는 약 3일 정도 경구용 항생제와 간단한 소염 진통제를 복용하고, 환자의 상태에 따라 약 1~2주간의 경추 보조기를 착용한다.
- 시술 후 4~6주가 지나면 일주일에 두 번씩 3개월 동안 재활 치료를 하면서 목 근육을 강화시킨다.

9 "부분마취로 신경구멍 협착증을 근본 치료한다"
경피적 내시경 흉추 신경구멍 성형술
(Percutaneous Endoscopic Thoracic Foraminoplasty)

흉추 디스크 병은 주요 장기(폐, 대동맥, 하대정맥, 심장 등)와 인접한 특성으로 인해 디스크의 위치 및 상태에 따라 다양한 수술적 접근법이 제시되어 왔다. 하지만 대부분 수술시간과 입원기간이 오래 걸리고, 수술 후에도 여러 가지 치명적인 합병증이 우려되는 단점이 있었다.

이에 우리들병원은 축적된 내시경 수술에 대한 경험을 바탕으로 3~5mm에 불과한 상부 및 중부 흉추의 신경구멍을 안전하게 확장한 후 미세한 내시경을 이용해 등 디스크 병의 원인을 근본적으로 치료할 수 있는 새로운 방법을 개발하여 좋은 치료 성적을 보여주고 있다.

이 시술의 적응증이 궁금해요

경피적 내시경 흉추 신경구멍 성형술의 적응증은 외측(centrolateral)이나 추간공(foraminal)으로 돌출한 연성(soft) 흉추 디스크 병이다. 6주 이상의 보존요법에도 효과가 없는 등 통증, 가슴 통증, 허리 통증, 하지 저림증 및 위약감, 오랫동안 걷지 못하고 걷다 쉬기를 반복하는 파행성 보행, 대소변 장애와 같은 증상이 MRI 등 영상의학적 검사와 일치할 경우에 이 시술이 필요하다.

흉추 디스크 병은 전체 척추 디스크 질환 가운데 0.25~0.75%에 불과한 매우 드문 질환으로 현재로서 가장 정확한 진단 방법은 MRI 검사다. 증상

또한 모호하여 다른 질환과의 감별을 위해서는 정확한 진단과 검사가 필요하다.

이 시술은 어떻게 이뤄지나요

▶ 시술 계획 및 부분마취 시행

수술에 앞서 수술 전 MRI와 CT 영상을 통해 흉추 디스크의 정확한 위치와 상태를 확인하고 안전하고 정확한 수술의 경로를 결정한다. 환자는 무릎을 굽히고 양팔을 든 상태로 엎드린 자세를 취하며, 부분마취로 시술이 진행된다.

▶ 미세한 내시경 관 삽입

시술 의사는 등 중앙으로부터 5~6cm 바깥쪽 위치에 바늘을 삽입한다. 이후 경로 주위에 있는 하부 흉추의 위쪽 관절돌기 바깥쪽을 안전하게 깎아내서 내시경이 들어갈 수 있는 충분한 공간을 만든다. 정상적인 상부 및 중부 흉추의 신경구멍의 지름은 3~5mm에 불과해 내시경이 들어가기에는 매우 협소하기 때문이다. 이 과정이 이 시술 방법의 핵심이다.

확장된 경로를 따라 내시경 관이 정확히 삽입되었다면 관의 내부로 내시경을 삽입한 다음 컴퓨터 모니터를 통해 병소의 상태를 확인한다. 그다음 홀뮴야그 레이저와 내시경용 미세 집게를 이용하여 병소 디스크를 제거하고 섬유륜 성형술을 시행한다. 시술 중 의사는 환자와 대화하며 통증 해소 여부를 확인하고, 컴퓨터 모니터상의 디스크와 신경 조직의 모양을 확인한 다음 수술을 마친다.

평균적으로 시술시간은 50분, 입원기간은 1~2일이 소요된다.

Advice | 왜 추가적인 신경구멍 확장술이 필요할까?

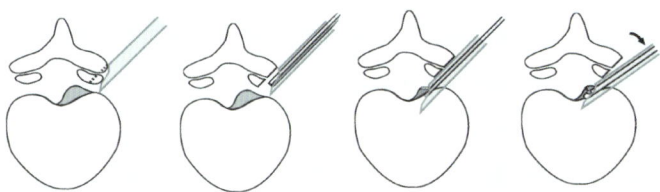

▲정상적인 상부 및 중부 흉추의 신경구멍은 3~5mm에 불과하기 때문에 내시경이 들어갈 수 있는 충분한 공간을 확보하고 신경을 직접적으로 감압하기 위해 추가적인 신경구멍 확장술이 필요하다.

O-arm 내비게이션 영상을 통한 45세 남성의 흉추 신경구멍 성형술 증례

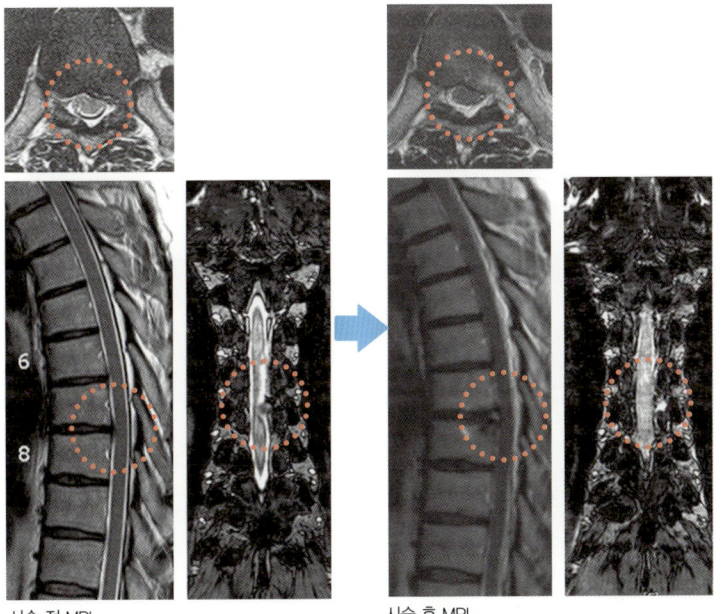

시술 전 MRI
▲흉추 7번과 8번 사이의 디스크가 탈출되어 신경을 압박하고 있다.

시술 후 MRI
▲O-arm 내비게이션 영상을 통한 내시경 등 디스크 성형술로 탈출된 디스크를 성공적으로 치료하였다.

이 시술의 장점은 무엇인가요

경피적 내시경 흉추 신경구멍 성형술은 부분마취로 시행되기 때문에 시술 중 의사는 환자와 대화가 가능해 신경 감압의 정도를 파악할 수 있고 합병증을 예방할 수 있다.

또한 모든 시술 과정이 컴퓨터 모니터 영상의 도움 아래서 이뤄지기 때문에 신경 손상을 줄일 수 있으며, 미세한 내시경을 이용하기 때문에 신경

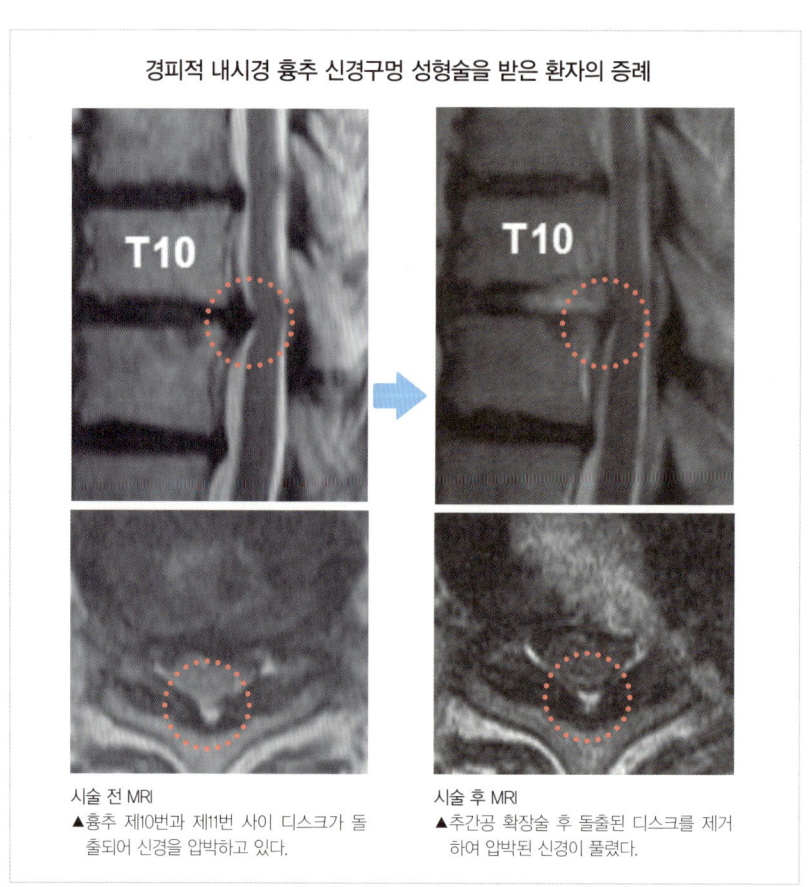

경피적 내시경 흉추 신경구멍 성형술을 받은 환자의 증례

시술 전 MRI
▲흉추 제10번과 제11번 사이 디스크가 돌출되어 신경을 압박하고 있다.

시술 후 MRI
▲추간공 확장술 후 돌출된 디스크를 제거하여 압박된 신경이 풀렸다.

을 밀고 당기는 조작 없이 효과적인 감압이 가능하다. 따라서 결과적으로 시술 후 회복이 빠르다.

단, 내시경 기구가 가늘고 비교적 유연하기 때문에 석회화된 딱딱한 디스크를 제거하기는 어렵고, 요추에 비해 흉추의 추간공과 갈비뼈 경로는 상대적으로 협소해 내시경 기구의 움직임이 제한적인 만큼, 위나 아래로 이동된 디스크를 절제하는 데는 한계가 따른다. 좁은 공간을 통해 내시경

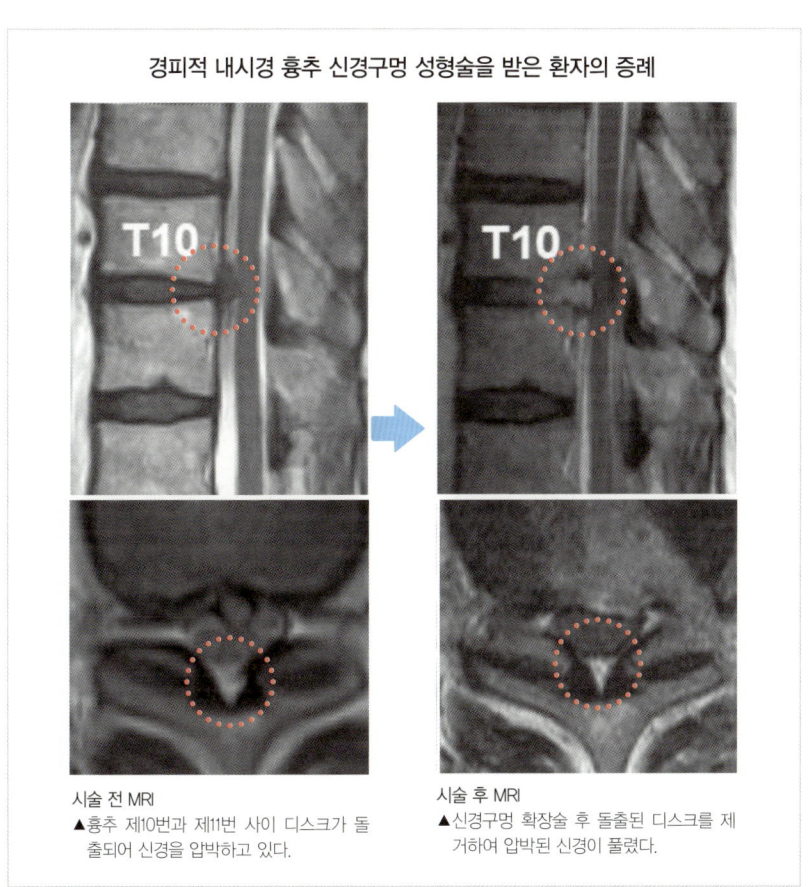

경피적 내시경 흉추 신경구멍 성형술을 받은 환자의 증례

시술 전 MRI
▲흉추 제10번과 제11번 사이 디스크가 돌출되어 신경을 압박하고 있다.

시술 후 MRI
▲신경구멍 확장술 후 돌출된 디스크를 제거하여 압박된 신경이 풀렸다.

을 삽입하고 섬세한 기구들을 이용하여 감압하는 시술이므로 척추 내시경에 관한 충분한 지식과 시술 경험을 갖춘 숙련된 척추 전문의만이 시행할 수 있는 고난도 시술인 것이다.

시술 결과가 궁금해요

충분한 내시경 시술 경험과 테크닉을 갖춘 의사가 시술한다면 시술 성공률이 매우 높으며 합병증도 거의 없다. 지난 10여년 간의 시술 성공률은 91.4%이며, 생명에 직접적 영향을 미치는 치명적인 합병증은 발생하지 않았다. 가장 흔한 합병증은 재발인데, 약 8.6% 환자에서 발생하였고 이 또한 추가적인 보존적 치료 및 수술적 치료를 통하여 해결되었다.

시술 후 주의사항

- 시술을 마치고 약 3시간 후 집으로 간다. 안정을 원하면 1일 정도 입원이 가능하다.
- 보조기는 착용할 필요가 없다. 흉추는 늑골과 흉곽 자체가 보조기처럼 작용하기 때문이다.
- 합병증을 최소화하기 위해서는 시술 이후 최소 2주 동안은 되도록 안정을 취하고 지나치게 활동적인 생활은 줄이는 것이 좋다.

10 "염증에 의한 통증을 효과적으로 치료한다"
허리 경막외 신경 성형술
(Lumbar Epidural Neurolysis & Neuroplasty)

허리 경막외 신경 성형술은 MRI 검사와 같은 정밀검진을 받아도 그 원인을 알 수 없는 염증에 의한 통증이나, 수술할 정도로 심하지 않으나 지속적으로 통증이 있는 환자에게 매우 효과적인 시술법이다. 전신마취를 하지 않고 시술 절차가 간단하여 최근 들어 주목을 받고 있지만, 이미 1989년에 개발되어 20년이 넘는 시술 역사를 가지고 있다. 주삿바늘과 같은 가느다란 관(카테터)을 이용해 신경 주변의 유착이 생긴 부위를 박리하고 약물을 원하는 부위에 정확하게 전달하여 통증을 줄이고 기능을 회복시키는 것이 이 시술의 핵심이다.

이 시술의 적응증이 궁금해요

이 시술은 MRI 검사 상에서는 수술할 정도로 심하지 않은데, 치료 후 뚜렷한 호전이 나타나지 않거나 재발한 경우, 디스크 수술은 성공적으로 마쳤음에도 여전히 통증이 계속되거나 진통제, 물리치료, 통증주사로 견뎌봤지만 큰 효과를 못 본 경우에 고려할 수 있다.

허리 통증은 원인에 따라 크게 '신경 압박에 따른 통증'과 '염증에 의한 통증'으로 나눌 수 있는데, 이 경우는 보통 염증에 의한 것일 가능성이 높기 때문이다. 주요 적응증은 다음과 같다.

- 디스크 탈출증으로 인한 통증 환자
- 수술이 부담스러워 망설이는 환자

- 검사 상 수술할 정도는 아닌데 지속적으로 요통 및 하지 통증이 있는 환자
- 수술 후에도 요통이 남아있거나 재발한 환자
- 원인을 알 수 없는 척추 통증 환자
- 만성적인 요통 환자
- 중증이 아닌 척추관 협착증 환자

이 시술은 어떻게 이뤄지나요

부분마취를 시행한 후에 꼬리뼈를 통해 허리의 척추관까지 연결된 통로를 따라 2mm 굵기의 아주 가느다란 관(카테터)을 통증 부위에 삽입한다. 이후 방사선 영상을 확인하면서 통증을 일으키는 화학물질을 세척하고,

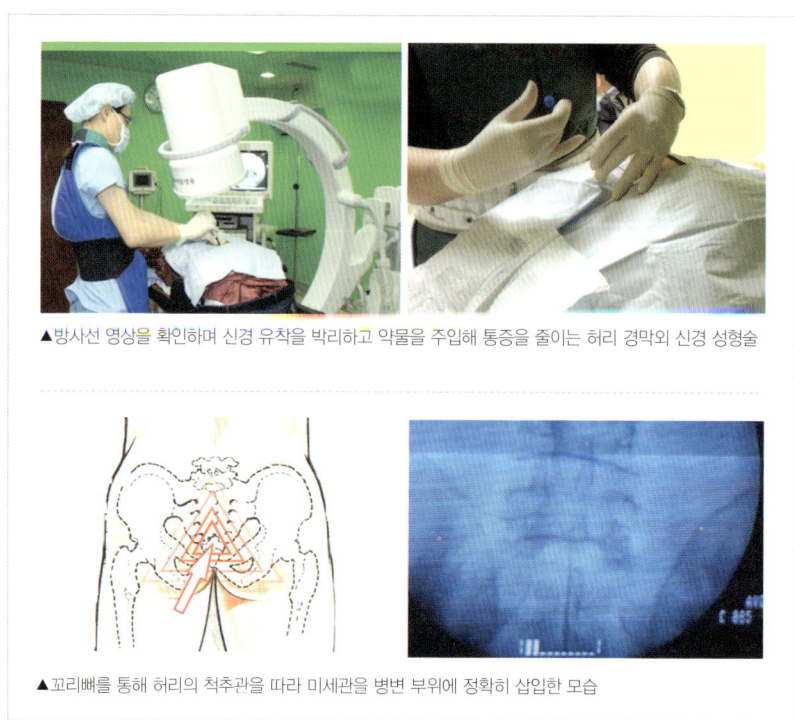

▲방사선 영상을 확인하며 신경 유착을 박리하고 약물을 주입해 통증을 줄이는 허리 경막외 신경 성형술

▲꼬리뼈를 통해 허리의 척추관을 따라 미세관을 병변 부위에 정확히 삽입한 모습

염증치료제와 유착방지제를 정확히 병변 부위에 투여한다. 시술 시간은 20~30분 정도 걸린다.

이 시술의 장점은 무엇인가요

경막외강의 용량을 확장하고 유착된 조직을 신경근으로부터 박리함으로써 많은 난치성 요통과 좌골신경통으로 고생하는 환자를 효과적으로 치료할 수 있다.

수술이 아닌 시술적 방법으로, 전신마취가 필요 없으며 시술 후 즉시 귀가할 수 있다.

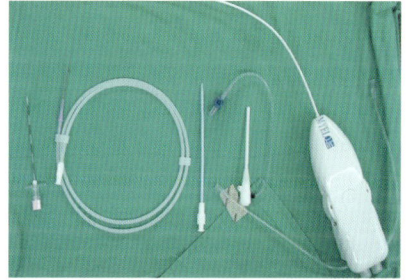

▲경막외 신경성형술은 2mm 굵기의 매우 가느다란 시술용 기구를 사용하므로 정상조직을 손상하지 않는다.

- 전신마취가 필요 없다.
- 지름 2mm 바늘 굵기의 미세 관을 사용하므로 정상조직을 손상하지 않는다.
- 신경 유착 및 염증으로 인한 통증에 효과가 크다.
- 빠른 시간 안에 효과를 느낄 수 있다.
- 시술이 매우 간단해 노약자도 안심할 수 있다.
- 시술 후 바로 귀가할 수 있다.

시술 후 주의사항

- 허리에 무리가 가지 않도록 하루 정도 안정을 취한다. 시술 후 무리한 활동을 하면 통증이 재발할 수도 있다.
- 꼬리뼈 시술 부위가 오염되지 않게 조심한다.
- 통증 호전 후 운동으로 허리 근력을 단련시켜야 치료 효과가 좋고, 재발 가능성도 훨씬 낮아진다.

11 목 경막외 신경 성형술
"염증에 의한 통증을 효과적으로 치료한다"
(Cervical Epidural Neurolysis & Neuroplasty)

경막외 신경 성형술은 MRI 검사와 같은 정밀검진을 받아도 정확한 원인을 찾기 힘든 염증에 의한 통증이나, 수술할 정도로 심하지 않으나 지속적인 통증이 있는 환자에게 매우 효과적인 시술이다. 특히 경추는 요추에 비해 크기가 작고 중요한 혈관과 중추신경인 척수가 지나가기 때문에 합병증과 부작용의 위험이 큰 개방형 척추 수술에는 신중을 기해야 한다. 그런 점에서 목 경막외 신경 성형술은 통증 부위에 주삿바늘 같은 가느다란 관(카테터)을 삽입해 약물을 직접 투여하여 통증을 줄이는 방법으로, 전신마취가 필요 없고 시술 절차가 간단하여 주목받고 있다.

이 시술의 적응증이 궁금해요

증상으로 본 적응증은 경추 추간판 탈출증으로 인한 경추통 또는 상지 방사통, 척추관 협착증으로 인한 간헐적 신경성 파행, 보존적 치료에도 증상의 호전이 없거나 효과가 일시적인 경우, 척추 수술 후에도 통증이 남아 있는 경우다.

사전 검사로 본 적응증은 유착의 유무와 정도를 확인하기 위해 조영제를 주사했을 때 음영 결손(filling defect)이 확인된 경우다.

척추관 협착증일 경우 좁아진 척추관을 넓혀주거나 디스크 탈출증일 경우에 튀어나온 디스크를 없애주지는 않지만 자연적인 흡수를 도울 수는 있다.

환자의 상태 등을 고려해 시술 의사의 판단에 따라 치료해야 한다.

오른팔 통증을 호소해온 48세 여성의 증례

▲ MRI 상에서 경추 제5번과 제6번 사이, 경추 제6번과 제7번 사이에서 척추관 협착증이 관찰된다.

이 시술은 어떻게 이뤄지나요?

방사선 영상장치가 설치된 시술실 침대 위에서 환자는 편안하게 엎드린 자세를 취하고 시술 부위를 소독한 후 포로 덮는다.

국소마취제로 부분마취를 한 후, 경추 제7번과 흉추 제1번 혹은 흉추 제1번과 제2번 사이로 바늘을 삽입한다. 끝에 스프링 장치가 내장된 가는 관(카테터)을 방사선 영상장치를 보면서 경막외 공간으로 넣어 유착이 있는 부위까지 도달시킨 후 조영제를 주입해 정확한 위치를 확인한다. 관(카테터)을 움직여 유착된 신경 주변을 박리하고 약물(유착 방지제, 염증 완화

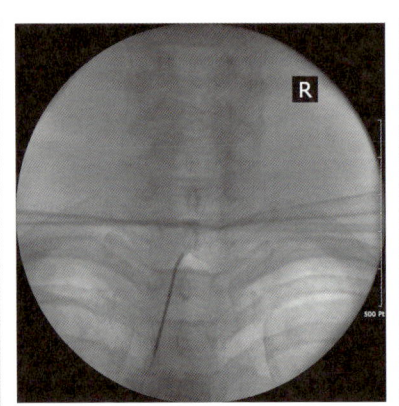
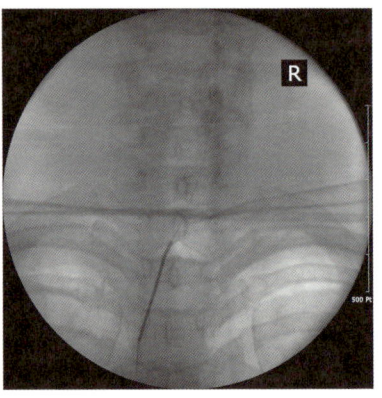

▲ 경막외강 바늘을 경추 제7번과 흉추 제1번 사이 공간으로 삽입한 후 가느다란 관(카테터)을 병변 부위에 위치시킨다.

▲ 유착된 신경 주변을 박리시키고 약물을 투여하여 치료한다.

제)을 투여하여 약물이 막힘 없이 원하는 위치에 제대로 도달했는지 확인한다.

이 시술의 장점은 무엇인가요

시술 시간은 사전 처치와 준비 과정을 포함해 약 1시간이 소요되며, 시술 후 2시간 정도 침상 안정을 취한 후 바로 퇴원할 수 있으므로 입원하지 않고도 치료가 가능하다.

또한 주삿바늘과 같은 가는 관을 이용하기 때문에 치료의 흔적이 전혀 남지 않고 시술 후 관리도 비교적 간단하다. 시술 다음 날부터 바로 일상생활 복귀가 가능하며, 특별한 부작용이 없는 안전한 시술로 신경 손상의 위험이 없다.

특히 전신마취에 대한 부담이 없어 수술에 대한 두려움이 큰 환자에게 적합한 치료법이다.

시술 결과가 궁금해요

목 경막외 신경 성형술을 받은 환자들을 대상으로 6개월 후의 경과를 관찰했을 때 환자 70% 이상이 지속적으로 통증의 호전을 보였다.

정도가 심한 척추관협착증이나 척추전방전위증이 있는 경우, 통증 호전의 정도가 기대에 못미칠 수도 있으나 합병증은 거의 없는 안전한 시술이다.

시술 후 주의사항

- 목에 무리가 가지 않도록 하루 정도 안정을 취한다. 시술 후 무리한 활동을 하면 통증이 재발할 수도 있다.
- 시술 부위가 오염되지 않게 조심한다.
- 통증 호전 후 운동으로 근력을 단련시켜야 치료 효과가 좋고, 재발 가능성도 훨씬 낮아진다.

12 "빠르고 안전하고 정확하게 치료한다"
컴퓨터 영상 유도 척추 미세치료
(CT-Image Guided Spinal Micro-Therapy)

컴퓨터 영상 유도 척추 미세치료란 척추신경과 그 신경을 둘러싸고 있는 디스크, 인대 또는 관절을 절개하지 않는 비수술적 치료 방법으로, 최첨단 컴퓨터단층장비(i-CT)의 도움을 받아 안전하고 정확하게 시술할 수 있다. 이 시술은 우리들병원 의료진이 국내에서 처음으로 시도한 시술법이다.

이 시술은 어떻게 이뤄지나요

통증은 디스크 병, 인대 비후증, 관절염, 뼈 돌출 등으로 척추 신경이 기계적으로 눌리고, 눌린 신경에 염증이 동반될 때 나타난다. 척추 신경의 염증은 탈출된 디스크 조직에서 염증을 일으키는 화학적 물질이 나오기 때문에 생긴다.

그러나 다행스럽게도 우리 몸에 염증이 생기면 체내에서는 염증을 가라앉히는 소염 물질이 저절로 만들어진다. 돌출된 디스크의 크기가 전혀 줄어들지 않고 신경이 계속 눌리는데도, 시간이 지나면 체내에서 만들어진 소염 물질이 신경의 염증을 가라앉히면서 통증이 자연스레 사라지는 것이다.

척추 미세 치료란 체내에서 만들어지는 소염 물질과 비슷한 소염 작용을 하는 치료약을 염증이 있는 신경 주위에 정확히 투여하여 신경의 염증을

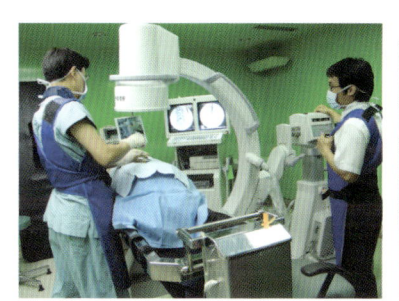 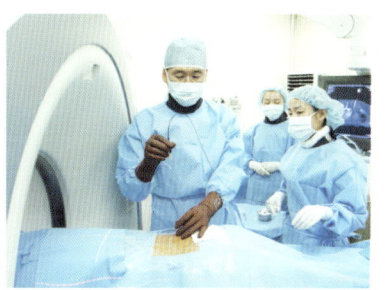

▲ 영상증폭기를 이용한 탐침   ▲ 컴퓨터 유도 척추 미세치료 시술 장면

가라앉히는 작용을 해서 통증을 완화해준다. 그 외에 추가적인 신경차단 약물과 유착을 풀어주는 유착 치료제 등을 같이 섞어 투여하며, 뭉쳐 있는 척추 심부 근육을 풀어주는 심부 자극치료를 동시에 시행한다.

허리 디스크 병이나 척추관 협착증 등으로 인해 신경 감각이 아주 예민해진 환자를 종종 볼 수 있는데, 근본적 내시경 치료나 현미경 수술 등이 완벽하게 잘 되어도 이 환자들은 여전히 다리가 아프거나 저린 이상 감각 증상을 호소한다.

이러한 증상은 교감 신경이 예민해져서 생기는 증상이기 때문에 '교감 신경 예민 증상'이라고도 한다. 이 경우 약물 주사를 통해 예민해진 교감 신경을 치료하고 동시에 심부 근육 및 인대를 강화하여 더 이상 재발되지 않도록 한다.

이 시술의 장점은 무엇인가요

과거의 통증치료는 영상증폭기만 사용하여 탐침하므로 신경근 근처의 근육과 인대를 치료할 때 신경 또는 혈관과 주요 장기들을 직접 찌를 위험성이 조금 있었으나, 이 '컴퓨터 영상 유도 척추 미세치료'라는 새로운 통증치료술은 최첨단 장비인 내비게이션을 장착한 다중 나선식CT(MD-CT) 및 3차원 다중 영상 촬영기를 이용하여 치료하기 때문에 안전하고 빠르고 정확하게 목표 지점에 도달하여 진단 치료하는 시스템이다. 또 시술할 부위를 시뮬레이션을 통해 어느 부위에서 어떤 방향으로 시술해야할 지 가장 좋은 경로를 찾아 짧은 시간 안에 정밀하고 정교하게 시술한다.

- 환자가 비교적 편하게 시술 받을 수 있으며 회복이 빠르다.
- 시술의 성공률은 99% 이상이다.
- 부작용이나 합병증이 현저히 감소한다.
- 모든 시술은 부분마취로 시행한다.
- 모든 시술시 수혈할 필요가 없다.

다양한 컴퓨터 영상유도 척추 미세치료

▶ 컴퓨터 유도 척추 신경근 치료(CT-Guided-Root Block)

이 시술은 주요 혈관·신경·장기 등을 피하여 척추 신경근에 직접 약물을 투입하여 해당 신경의 염증 반응을 없애주고 신경 부종을 감소시켜 간접적인 신경공 확장 효과를 내어 신경공 감압을 유도해 결과적으로 통증

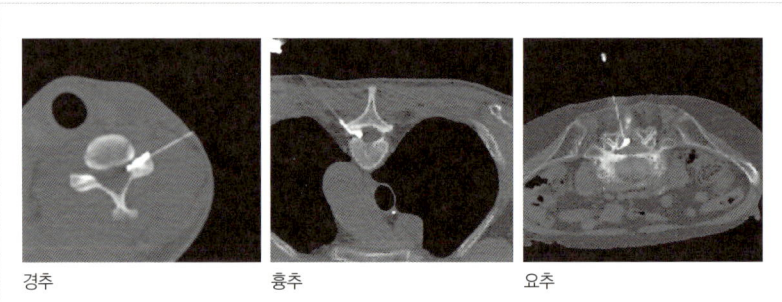

경추　　　　　　흉추　　　　　　요추

▲ 컴퓨터 단층촬영술로 바늘과 약물이 정확하게 병이 있는 척추 신경근에 도착함을 보여준다.

을 완화하거나 사라지게 한다. 이 방법은 정확한 진단적 가치가 있으며 치료법으로도 효과가 있다. 수술을 결정하기 전 1~3회 정도 시도하며 컴퓨터 영상 안내의 도움을 받아 정확히 보면서 탐침하므로 매우 안전하다.

▶ 컴퓨터 유도 척추 관절 신경 차단술(CT-Guided Facet Rhizotomy)

척추 후관절 증후군에서 후관절에 분포하는 통증 신경만을 CT유도하에서 치료하는 방법으로 레이저를 이용하기 때문에 정확도가 높아 성공률이 90% 이상이며, 재발률은 매우 낮아 지속적인 효과를 기대할 수 있다. 특히 이 시술은 환자가 시술 후 곧바로 활동할 수 있기 때문에 만족도가 높다. 만약 레이저가 없으면 고주파열로도 신경 차단술을 시도할 수 있다.

고주파에서 나오는 열에너지를 이용해 통증을 유발하는 신경을 응고시켜 통증을 치료한다. 운동 신경의 자극은 피하고 통증을 전달하는 신경만 치료하는 방법으로, 척추 관절증, 디스크에 따른 요통, 3차 신경통 등 다양한 병변 치료에 이용된다. 컴퓨터 유도하에서 치료하기 때문에 부작용이 거의 없고 당일 시술과 퇴원이 가능하다.

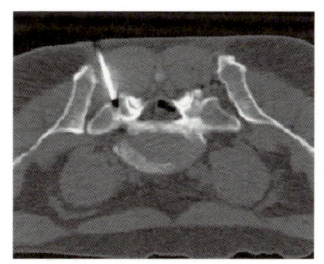 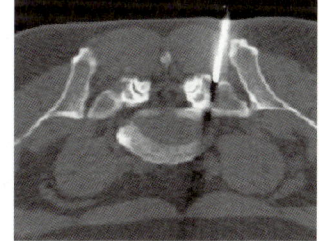

시술 중   시술 중

▲ 바늘이 오른쪽과 왼쪽에서 정확히 척추 관절의 신경 부위에 도착해 있다.

▶ 경피적 척추골 성형술(Percutaneous Vertebroplasty, Kyphoplasty)

경피적 척추골 성형술(Percutaneous Vertebroplasty, Kyphoplasty)은 압박 골절, 혈관종에 의한 골절 등 부서진 척추를 고정하고 골절의 진행을 막아 하반신 마비 같은 신경 마비를 예방하는 절개하지 않는 비수술적 시술이다. 그러나 드물게 뼈시멘트가 척추 신경강 속으로 새어나가는 합병증이 생길 수도 있다. CT 유도하에서 시술할 때는 뼈시멘트가 신경 주위에 누출되는 여러 합병증을 현저히 줄일 수 있다. 골다공증 증상은 척추뼈가 부러지고 난 후에 나타나며 그 이전에는 증상이 나타나지 않을 때가 많다. 급성 요통은 경미한 외부 압력이나 무거운 물건을 들었을 때 생기는데, 심한 통증으로 인해 거동이 어렵고, 그로 말미암아 다시 골밀도가 떨어져 압박 골절이 더 진행되는 악순환에 빠진다.

이 치료법은 골절된 척추체에 주삿바늘을 이용하여 골시멘트를 주입하여 골절된 척추체를 단단하게 굳히는 방법으로, 뼈가 더 이상 으스러지는 것을 막고 척추 통증을 감소시켜 빠른 시간 안에 일상생활 복귀를 가능하게 한다.

대부분 부분마취 하에서 시행되며 만약 '스카이 익스팬드'나 '카이포플라스티'를 이용해 압박된 척추뼈 몸통을 미리 확장시켜 펴준 후에 뼈시멘트

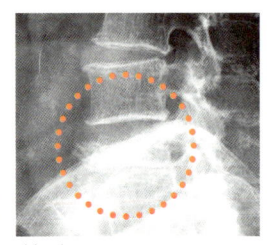

시술 전 X-ray
▲ 척추가 압박골절로 찌그러진 모습

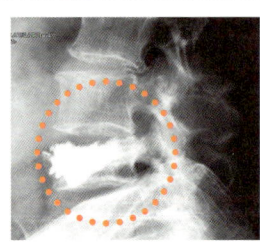

시술 후 X-rayl
▲ 압박골절이 다시 바르게 펴진 모습

적응증

- 골다공증에 의한 골절
- 압박 골절
- 전이성 척추체 암으로 인한 골절이나 통증
- 척추체의 혈관종

를 주입하면 부작용 발생 빈도를 현저히 낮출 수 있는 장점이 있다. 수일 내 보행이 가능하므로 장기간 침상 안정에 따른 근력 약화와 골밀도 감소를 예방할 수 있고 시술 성공률은 95%이다.

▶ 컴퓨터 유도 흡출 및 생체 검사 (CT-Guided Aspiration & Biopsy)

여러 가지 의심스러운 질병(감염·종양·척추암)을 정확하게 진단하는 검사로 가는 바늘을 CT 유도하에 정확하고 안전하게 삽입하여 흡입 또는 미세 절단하여 병리 조직학적으로 정확히 검사하는 시술법이다.

경피적 척추 생체 검사는 경추, 흉추, 요추, 추간판과 척추 주위 연부 조직의 생체 검사에 안전하게 쓰이며 입원하지 않고도 바로 시행할 수 있는 시술이다.

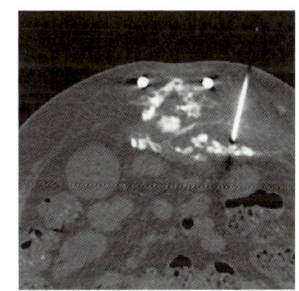
▲ CT 유도하 시술 장면

▶ 컴퓨터 유도 낭종 제거술(CT-Guided Cyst Remove)

낭종은 액체가 찬 주머니 같은 조직으로 일종의 양성 종양이다. 낭종을 제거하는 시술로 가는 바늘만 사용하여 CT유도하에서 정확하고 안전하게

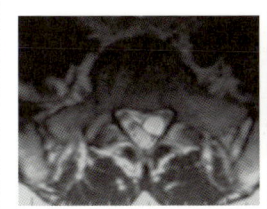
CT 유도하 시술 전
▲ 낭종이 하얗게 꽈리처럼 커져 있다. 척추신경이 찌그러져 있다.

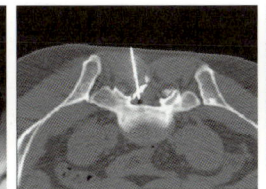
CT 유도하 시술 중

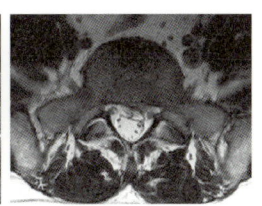
CT 유도하 시술 후
▲ 절개 수술 없이도 낭종은 사라지고 척추 신경이 회복되었다.

삽입하여 제거하는 시술법이다. 기존의 낭종제거술은 전신마취 후 뼈와 근육을 절개하는 수술로 치료하였으나 새로운 이 치료법은 부분마취로 시행한다.

▶ 컴퓨터 유도 경피적 내시경 레이저 병용 디스크 섬유륜 성형술
(CT-Guided Percutaneous Edoscopic Laser Annuloplasty)

디스크는 원래 척추와 척추 사이에서 쿠션 역할을 하며 충격을 완화하고 척추의 움직임을 부드럽게 만드는 역할을 한다. 디스크 바깥 쪽은 섬유 조직이 타이어처럼 둘러싸고 있으며, 안쪽은 수분 함유량이 높은 핵이 튜브처럼 존재한다. 추간판 탈출증이란 디스크 외부의 섬유륜이 파열되고 중앙에 위치한 핵이 밀려 나오면서 주변을 지나는 신경을 압박하는 질환으로 일반적으로 '디스크'로 잘 알려져 있다. 특히 허리를 굽히면서 한쪽으로 돌리는 자세를 취할 때 디스크 섬유륜의 파열이 잘 발생한다.

컴퓨터 유도 경피적 내시경 레이저 병용 디스크 섬유륜 성형술은 CT 유도하에 조영증강 장치를 병행해서 사용하고 내시경으로 탈출한 수핵을 보면서 레이저를 후측 섬유륜에만 삽입하여 디스크의 압력을 줄이고 '뉴클레

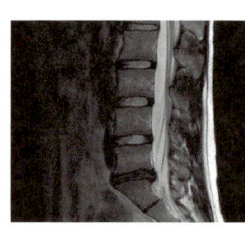

MRI 영상
▲요추 제5번과 천추 제1번 사이의 디스크가 검정색으로 변하고 섬유륜 속으로 디스크 파편이 돌출되어 있는 MRI 영상

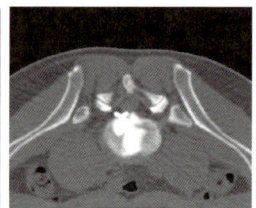

CT 유도하 시술 중
▲추간판 조영술. 중앙 수핵이 뒤쪽 섬유륜 속으로 하얗게 탈출되어 있다.

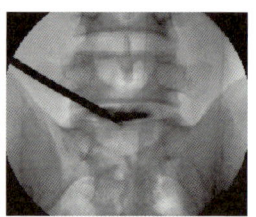

영상증폭장치영상(C-Arm)
▲영상증폭장치 영상으로 젓가락 같은 내시경 관이 디스크 속에 들어가 있다.

오톰'이란 자동흡입기를 이용하여 탈출된 수핵을 제거하고 통증의 원인인 증식 조직을 레이저로 수축시키는 시술이다. 병적인 부분만 시술하여 정상 디스크의 대부분은 디스크 고유의 기능을 유지하게 하여 디스크 환자가 아닌 정상인으로서의 생활을 가능하게 하는 첨단 시술법이다.

▶ 컴퓨터 유도 추간판 조영술(CT-Guided Discogram)

CT 유도 하에서 가는 바늘을 안전하고 정확하게 추간판 내에 삽입, 조영제를 주입하여 통증 유발 여부를 확인하며, 통증에 대한 환자의 반응을 평가하고 방사선학적 영상이나 CT를 사용하여 조영제에 의한 추간판의 형태를 평가하는 방법이다. 추간판 조영술은 영상을 통해 MRI에서도 얻을 수 없는 추간판의 형태와 통증의 직접적인 관련성을 평가하여 추간판성 통증을 평가할 수 있는 유일한 방법이며, 디스크 내장증을 진단할 때도 필요한 검사다.

시술 후 주의사항

- 시술 후 일시적으로 어지럽고 팔다리에 힘이 없을 수 있으므로 집에서 충분히 안정을 취한다.
- 요추 부위를 시술받은 환자는 24시간 정도 누워서 안정을 취하고, 물을 2ℓ 이상 마신다.
- 시술 후 2~3일간 시술 부위가 시술 전보다 더 뻐근하고 아플 수 있다. 혈압이나 당뇨가 있는 환자는 치료 후 일시적으로 혈압과 당뇨 수치가 올라갈 수 있으나 며칠 후 정상 회복된다.
- 여성은 호르몬의 영향으로 일시적 생리 불순이 있을 수 있으나 걱정하지 않아도 된다.
- 심한 두통이나 오심이 나타났는데 시술 2~3일이 지난 후에도 호전되지 않으면 병원에 문의한다.
- 샤워는 24시간 이후에, 수영장이나 공중목욕탕 이용은 3~4일 후부터 가능하다. 시술 후 2~3일간은 휴식을 취한 후 가벼운 스트레칭이나 걷기 운동을 시작한다.
- 혈액 응고에 문제가 있는 경우, 임신(방사선 조사), 전신 감염이나 블록 침 지점에 감염이 있는 경우, 주사액에 심한 알레르기가 있는 경우는 시술을 금한다.

Mini-Max Spinal Procedures

많은 연예인과 운동선수

그리고 세계 각국의 척추 환자들은

왜 한국의 '미니맥스 척추시술'을 선택하는 것일까?

그것은 치료의 목표를 당장의 통증 해소에 머물지 않고

시술 후 인간의 삶의 질의 문제까지 확장하고 있기 때문이다.

흉터가 없는 육체의 아름다움.

레저와 스포츠를 즐기는 역동성.

입원과 회복기간을 단축켜 빠른 일상 복귀를 가능케 하는 경제성까지.

척추 시술 후에도

우리들은 충분히 행복할 권리가 있다.

Mini-Max Spinal Procedures *03*

미니맥스 척추시술 후,
그들이 행복한 이유
– 디스크 병에서 해방된 전세계 환자들의 이야기

전 여자프로골퍼(LPGA) 박지은 님
국민가수 윤도현 님
영국 응급외과 · 가정의학과 전문의 로버트 웰스 님
영화감독 이준익 님
한국 출신 일본 여자프로골퍼(JPGA) 고우순 님
마르쿠스 요제프 로스 님
클라우스 닐센 님
이슬람 무하메드 님
인도네시아 내각장관 디포 알람 님
데이비드 커너스 님
이탈리아 예술가 아넬리스 님
이봉예 님
나경아 님

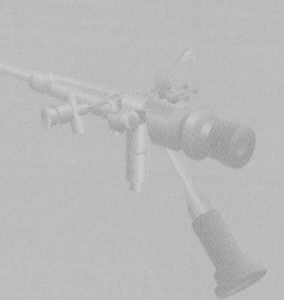

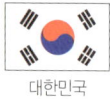

"요통 없이 출전한 LPGA 무대, 몇 년 만인지 몰라요"

전 여자프로골퍼(LPGA) 박지은 님

"내시경 허리 디스크 성형술을 받고 난 후, 허리 통증이 사라졌을 뿐만 아니라, 체력도 5~6년 전보다 오히려 더 좋아졌어요."

한국 출신 전 여자프로골프(LPGA) 선수 박지은 씨. 그녀는 미국 여자프로골프(LPGA) 투어 통산 6승을 기록하며 '버디 퀸'의 명성을 이어갔지만, 고질적인 만성 요통으로 인해 선수 생활에 일대 위기를 맞게 된다.

평소 그녀는 오래 앉아 있으면 허리가 아파 30분 이상 운전을 할 수 없었고, 오래 앉았다 일어서려 하면 허리가 금방 펴지지 않았다. 일 년에 두세 차례는 극심한 허리 통증에 시달려야 했다. 특히 무리하게 시합에 출전하고 나면 스윙이 어려울 정도로 요통이 발작하곤 했다.

미국에서 여러 병원을 전전하며 동양의학적 치료나 통증주사 치료도 받아봤지만 효과는 그때뿐 통증은 수시로 재발했다. 미국의 한 대학병원에서는 관혈적 디스크 절제술을 권했다. 하지만 수술을 받게 되면 은퇴를 각오해야 한다는 생각에 통증을 참아가며 운동을 했다. 하지만 허리 부상은 갈수록 심각해졌고, 복대를 차고 대회에 출전하거나 아예 대회에 출전하지 못하는 때가 많았다.

결국 2010년 8월, 그녀는 선수 활동을 잠시 접고 한국의 미니맥스 척추시술 전문병원을 찾았다. MRI 검사와 통증 유발 디스크 조영술 결과, 수년간 그녀를 괴롭혀온 허리 통증의 원인은 디스크 탈출증이나 척추관 협착증이 아닌, 디스크 내부 장애증으로 밝혀졌다. 찢어진 섬유륜 틈으로 수핵이 흘러들어가 수년간 흉터로 자리 잡아 통증을 일으키는 디스크 병이었다. 담당 척추 전문의는 "디스크를 절제하지 않고

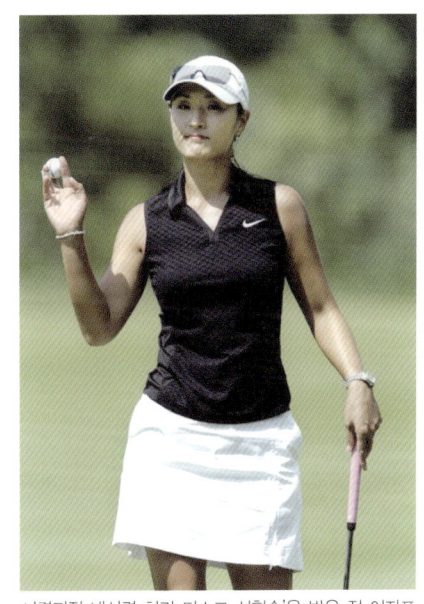

▲'경피적 내시경 허리 디스크 성형술'을 받은 전 여자프로골퍼(LPGA) 박지은 님

성형하는 방식으로 고칠 수 있으며 시술 후에도 골프를 계속할 수 있다."는 희망적인 메시지를 전했다. 더 이상 시술을 미룰 이유가 없었다. '경피적 내시경 허리 디스크 성형술'은 성공적이었고, 그녀는 재활을 마치고 성공적으로 필드에 복귀했다. 2011년 5월 애브넷클래식 1라운드에서는 67타를 치며 공동 선두에 나서 주목을 받았고, 같은 해 8월에는 세이프웨이클래식에서 공동 13위를 기록했다. 시술 전에는 허리가 아파서 시합 전 훈련도 못하고 곧바로 대회에 출전한 그녀였다.

"조금만 더 일찍 디스크 성형술을 받았으면 좋지 않았을까 하는 아쉬움이 있어요. 결혼 후 은퇴하게 됐지만 대학원 석사과정을 마치면 골프 수준을 높이는 데 일조하고 싶습니다."

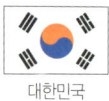
대한민국

"지금은 스케이트 보드에 빠져 산답니다"

국민 가수 윤도현 님

안녕하십니까 윤도현입니다! 지금은 이렇게 밝은 모습으로 인사를 드리지만 불과 몇 년전까지만 해도 저는 허리 디스크 환자였습니다. 잊을만하면 허리 통증이 찾아왔고, 그렇게 아프면 3일은 꼼짝 않고 쉬어야 했지요.

오래 서 있거나 무리한 스케줄을 소화하고 난 다음에는 더 극심한 요통이 찾아오곤 했습니다. 아플 때마다 통증주사를 맞으며 견디곤 했지만 효과는 그때 뿐 좀처럼 호전될 기미는 없었고 오히려 증상은 점점 더 심해지더군요.

결국 저는 우리들병원을 찾았고, '디스크 내부 장애증'과 '디스크 수핵 탈출증' 진단을 받았습니다. 평소 디스크 수핵 탈출증은 알고 있었지만 디스크 내부장애증은 조금 생소한 진단명이었습니다. 이상호 박사님은 "이 질환은 척추 디스크에 반복적인 압력이나 갑작스런 충격이 가해져 디스크 중앙의 수핵을 감싸고 있는 섬유륜이 찢어지고, 그 틈으로 이상신경을 동반한 흉터가 육아조직으로 자리잡아 요통을 일으키는 질환으로, 굳이 디스크 전체를 잘라내지 않고 성형술만으로 치료할 수 있다"고 설명하셨습니다.

시술 받고 처음엔 시술 부위가 약간 뻐근했는데, 서서히 왼쪽 엉덩이, 허벅지와 종아리 뒤쪽의 저린 증상이 사라지더군요. 지금은 기적처럼 요통까지 모두 싹 사라졌습니다. 시술 하루만에 퇴원한 후 저는 각종 방송 스케줄을 소화하며 음악 작업에 몰두할 수 있게 되었고, 지금은 스케이트 보드도 수준급으로 탈만큼 건강한 체력을 유지하고 있답니다.

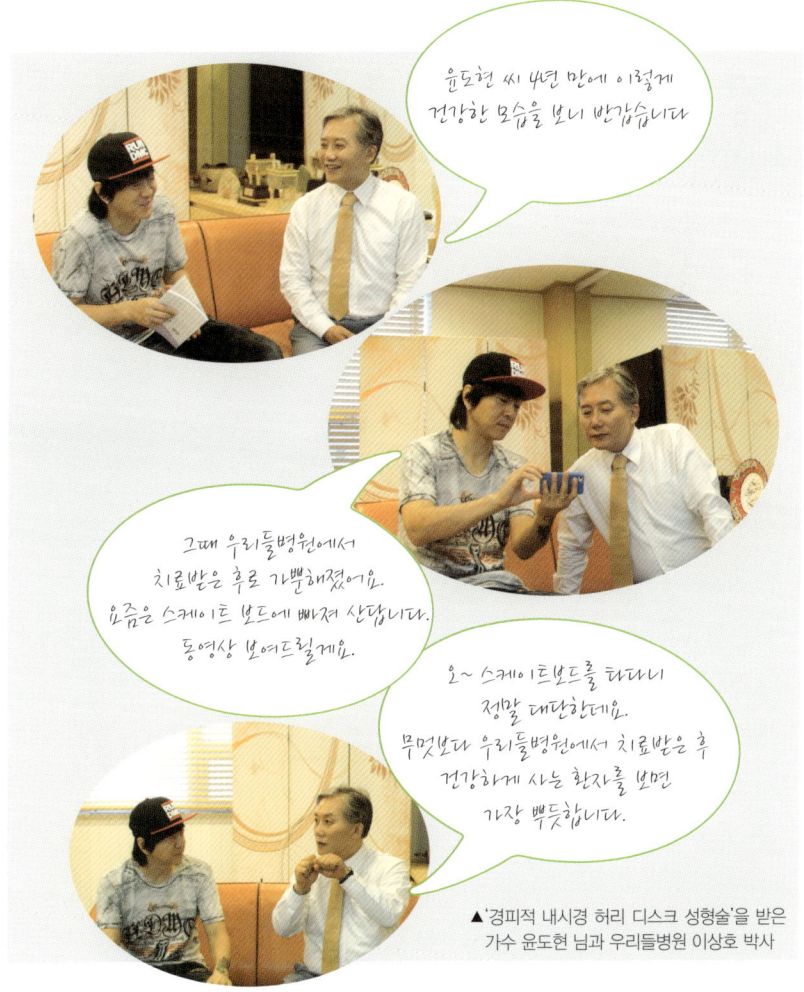

▲ '경피적 내시경 허리 디스크 성형술'을 받은 가수 윤도현 님과 우리들병원 이상호 박사

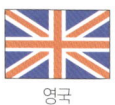

"영국 의사가 흉추 디스크 치료를 위해 한국까지 왔습니다"

영국 응급외과 · 가정의학과 전문의 로버트 웰스 님

응급외과와 가정의학과 전문의인 저는 평소 알고 지내던 맨체스터 의대 마틴 나이츠 박사를 통해 한국의 우리들병원 이상호 박사를 처음 소개받았습니다. 당시 저는 오랫동안 경추 뒤세로 인대 골화증으로 인한 목과 어깨 통증에 시달려왔는데, 마틴 박사는 "요추에 대한 경험은 많지만 경추 수술은 경험이 없다."며 "당신이 영국의 의료만을 신뢰하는 게 아니라면 한국으로 가 볼 의향이 있느냐."고 하더군요.

처음엔 망설였습니다. 한국 의료 수준은 물론 한국이라는 나라에 대해서도 아는 게 없었기 때문입니다.

하지만 나이츠 박사가 건네준 이상호 박사팀의 저널논문을 꼼꼼히 살피고 나서 확신을 갖게 되었습니다. 논문에 따르면, 이상호 박사팀이 개발한 '경피적 내시경 디스크 시술'은 전신마취를 하지 않고 절개하지 않는 최소 침습적 방식으로, 시술 후 단 한 건의 하반신 마비도 없었습니다. 어렵게 이뤄진 이 박사와의 통화에서 흔쾌히 'OK'라는 대답을 들었고 저는 지체 없이 한국행 비행기에 몸을 실었고 2004년 8월 마침내 미세 현미경 목 디스크 수술을 받았습니다. 물론 수술 결과는 매우 성공적이었습니다.

그러나 내가 가진 모든 문제가 다 해결된 것은 아니었습니다. 2007년부터 흉추 부위에 통증이 나타난 것입니다. 이때는 고민할 것도 없이 곧바로 이상호 박사를 찾아갔습니다. 통증 유발 디스크 조영술 같은 정밀한 검사가 이뤄졌고, 결과는 흉추 제4번과 제5번 사이 그리고 흉추 제8번과 제9번 사이의 디스크 수핵 탈출증이었습니다. 다행히 간단한 내시경 디스크 성형술로 치료가 가능한 상태여서 2007년 3월과 4월 두 차례에 걸쳐 시술을 받았습니다.

결과는 기대 이상이었습니다. 점차 흉부 통증이 사라졌고, 팔도 정상에 가까운 운동 능력을 회복했습니다. 이 박사는 "검사 결과, 흉추 제 2번과 제 3번 사이에도 약간의 문제가 있지만 대부분의 척추가 안정되었다"고 설명했습니다.

이제 저에게 한국은 의료 서비스 선진국으로 기억될 것입니다. 다음에는 디스크 치료 목적이 아니라 한국을 더 깊이 체험할 수 있는 여행을 위해 꼭 이곳을 다시 찾고 싶습니다.

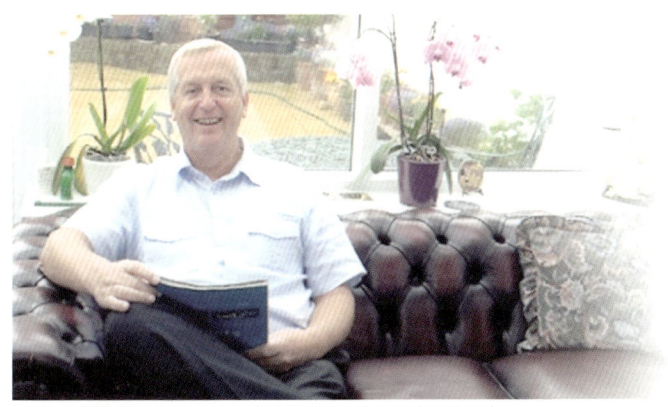

▲ '경피적 내시경 등 디스크 성형술'을 받은 영국 의사 로버트 웰스 님

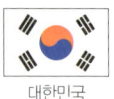

"덕분에 청룡영화제 최우수작품상도 탔습니다"

영화감독 이준익 님

오랫동안 목 디스크 병으로 통증에 시달리다 우리들병원에서 내시경 목 디스크 시술을 받고 이렇게 건강을 되찾았습니다. 덕분에 힘겨운 영화 촬영 작업에도 몰두할 수 있게 되었고, 올해는 영화 '소원'으로 청룡영화제 최우수작품상을 타는 행운도 따랐습니다.

이상호 박사님은 "늘 의사는 자신의 가족이 아픈 것처럼 환자의 고통을 이해할 때 최선의 치료방법을 선택할 수 있고 좋은 결과를 얻을 수 있다."고 말씀하셨지요. 그런 의미에서 저는 우리들병원에서 '치유'라는 저의 오랜 소원을 이루었고, 다시 저는 영화 '소원'을 통해 관객들에게 다시 치유의 메시지를 전할 수 있었습니다.

무엇이든 한 분야에서 10년을 해내면 인정을 받고, 20년을 잘 해내면 존중을 받고, 30년을 잘 해내면 존경을 받는다고 했습니다. 우리들병원은 존경 이상의 가치를 발휘할 시기가 온 것 같습니다. 이제 30주년을 지나 '안전시술 100년'을 향해 걷고 계신 우리들병원 전직원 여러분 진심으로 감사드립니다. 그리고 저 내시경 목 디스크 시술 후 잘 지내고 있습니다.

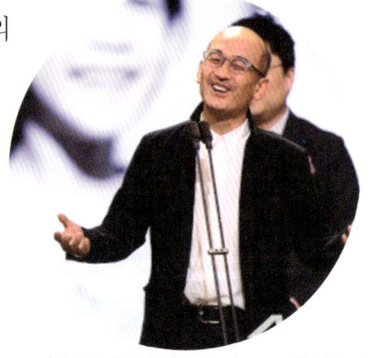

▲ '경피적 내시경 허리 목 디스크 성형술'을 받은 영화감독 이준익 님

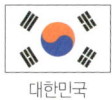
대한민국

"통증은 시술 즉시 사라졌고, 하루 만에 퇴원했어요"

한국 출신 일본 여자프로골퍼(JPGA) 고우순 님

저는 프로 골프선수 고우순입니다. 1994년과 1995년 일본에서 열린 도레이 재팬 퀸스컵(미즈노클래식의 전신)에서 2년 연속 우승하며 한국 선수로서는 두 번째로 LPGA 챔피언에 올랐습니다. 마흔이 넘은 지금도 일본 JPGA에 무대에서 활발히 활동하고 있습니다.

여느 골프선수들이 그렇듯 저 역시 만성적인 허리 통증에 시달려왔습니다. 골프선수들은 특히 요추 제4번과 제5번 사이의 디스크에 문제

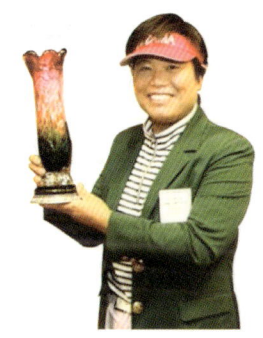
▲ '경피적 내시경 허리 디스크 성형술'을 받은 전 한국 출신 일본 여자프로골퍼(JPGA) 고우순 님

가 잘 생기는 편인데, 저 역시도 마찬가지였습니다. 그런데 최근 들어 갑자기 허리 통증이 더욱 심해지더군요. 몸의 유연성도 떨어지고 비거리도 줄었습니다. 일본 병원에서 각종 검사를 받아봤지만 별다른 치료를 받지 못했습니다. 그러던 중 평소 친한 언니 분이 "우리들병원에서 시술받고 나서 요통도 사라지고 비거리도 30야드 늘었습니다."며 적극 추천 하시더군요.

용기를 내어 임했던 시술은 너무 싱겁게 끝났습니다. 시술은 고작 30분 남짓 걸렸고 입원 하루 만에 퇴원을 했습니다. 물론 통증은 언제 그랬냐는 듯 사라졌고요. 보통 골프를 치시는 분들은 후유증이 두려워 수술을 꺼리시는데, 무조건 참지만 마시고 간단한 내시경 디스크 성형술을 받아보시기 바랍니다.

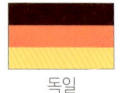
독일

"삶의 질 높일 수 있는 치료법 찾아 독일에서 한국으로"

마르쿠스 요제프 로스 님

오래전 격심한 운동을 한 후 갑자기 허리 통증과 다리 저림 증상을 겪었습니다. 그래서 저는 이미 한 차례 독일에서 척추 수술을 받은 경험이 있습니다. 당시 저는 요추 제5번과 천추 제1번 부위를 크게 절개한 후 개방형 디스크 절제 수술을 받았습니다. 수술 후 다리의 심한 통증은 호전되었으나, 그로부터 2년 후 다시 간헐적으로 허리 통증과 다리 저림 증상이 찾아왔습니다.

직업 특성상 저는 많은 나라를 다녀야 합니다. 그런데 장시간 비행기를 타면 허리 통증은 더 심해지곤 했습니다. 나중에는 통증이 더욱 극심해져 걷기 힘들 정도가 되었습니다.

그러던 중 우연히 독일 프랑크푸르트 공항에서 한국인 척추 신경외과 전문의를 만나게 되었습니다. 바로 우리들병원의 이상호 박사님이었습니다. 그에게 제 고통을 호소했더니 그는 친절하고 자세히 설명을 해주었습니다. 그러한 그의 모습에 믿음이 갔던 저는 인터넷으로 '우리들병원'을 검색해보았습니다. 알고 보니 미니맥스 내시경 척추시술 분야에서 세계적으로 유명한 병원이더군요.

저는 최선의 치료 방법을 찾기 위해 다양한 정보를 수집하고 신중히 검토했습니다. 이미 한차례 독일의 대학병원에서 개방형 척추 수술을 받은 경험이 있는지라 재수술에 대한 두려움이 컸기 때문입니다. 또 아직 젊은 나이인 만큼 수술 후 삶의 질까지 고려하지 않을 수 없었습니다.

결국 고민 끝에 내린 결론은 바로 우리들병원의 경피적 내시경 허리 디스크 시술이었습니다. 마침내 저는 한국행 비행기에 올랐습니다.

시술 결과는 믿기지 않을 정도로 좋았습니다. 독일에서는 절개 방식의 개방형 척추 수술을 받았고 회복 기간도 오래 걸렸는데, 한국에서는 시술 하루 만에 허리 통증에서 해방된 것입니다.

당일 퇴원도 가능할 만큼 예후가 좋지만 하루 더 휴식을 취하고 가벼운 몸 상태로 저는 독일로 돌아왔습니다. 제 아내 헬렌도 행복해하고 있습니다.

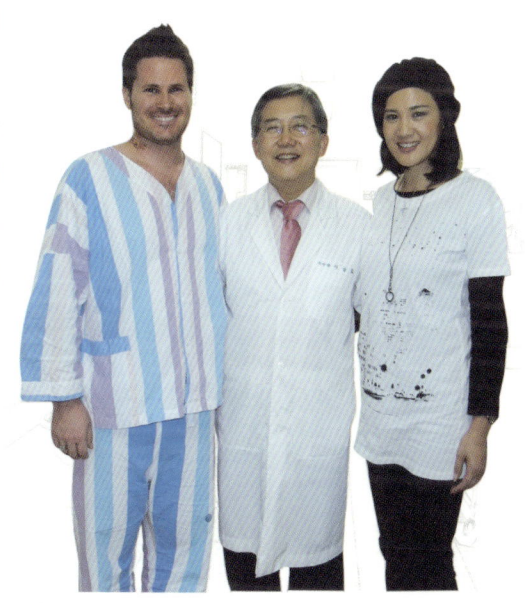

▲왼쪽부터 '경피적 내시경 허리 디스크 시술'을 받은 독일의 마르쿠스 요제프 로스와 우리들병원 이상호 박사 그리고 마르쿠스의 아내 헬렌

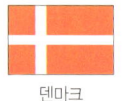
덴마크

"파열된 목 디스크, 목 절개 수술과 뼈 융합술을 받지 않고 나았어요"

클라우스 닐센 님

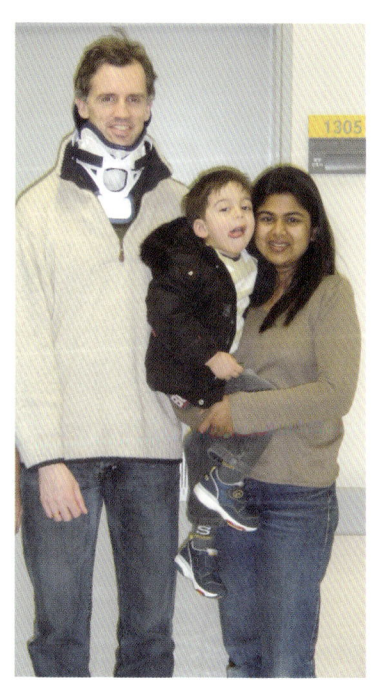
▲ '경피적 내시경 목 디스크 시술을 받은 덴마크의 클라우스 닐센 님과 그의 가족

안녕하세요. 저는 덴마크에서 온 클라우스 닐센입니다. 5년 전부터 팔 어깨에 통증이 찾아와 오스트리아에서 MRI 검사를 받은 적이 있었습니다.

목 디스크 탓에 신경을 자극하고 팔이 저리고 아픈 것이라고 했습니다. 병원에 가기 6일 전에는 누울 수도, 베개를 벨 수도 없었습니다. 상태는 점점 더 심해졌습니다. 진통제를 먹어봤지만 아무리 강력한 진통제도 소용이 없었습니다. 아무래도 안되겠다 싶어 병원에 갔습니다. 거기서 MRI 검사 후 디스크가 탈출되었다고 했으며, 목 디스크 탓에 신경을 누르니 목을 절개하는 개방형 수술과 뼈 융합술을 해야 한다고 하였습니다.

　그 병원 의사가 절개 수술을 하면 사지마비가 올 수도 있다고 해서 무척 겁이 났습니다. 다른 방법이 없냐고 했더니 한 의사 선생님께서 우리들병원을 추천해주었습니다. 전신마취를 하고 절개하는 수술이 아니었기 때문에 여러 각도에서 MRI를 찍고 바로 당일 경피적 내시경 목 디스크 시술을 받을 수 있었습니다. 마비가 올 수 있다는 개방형 절개 수술을 받지 않았고 시술실에서 내시경 시술 중 그 즉시 좋아졌습니다. 기적이었습니다. 고통은 바로 사라졌고 팔과 어깨는 편안해졌습니다.

　저는 매우 운이 좋은 것 같습니다. 하나님께 감사드립니다. 우리들병원에서 치료받을 수 있는 기회가 주어졌으니 말입니다. 담당 주치의와 간호사, 그리고 특별히 보살펴준 모든 분께 감사드립니다. 어젯밤에 어깨가 마비되어 쩔쩔매는 저를 본 부모님은 지금 기적이 일어났다고 할 겁니다. 저처럼 목 디스크 질환을 앓고 있는 사람들에게 미니맥스 척추시술에 대해 알릴 것입니다. 다른 병도 그렇지만, 특히 목 디스크는 미니맥스 척추시술 전문병원을 찾아서 치료받는 것이 매우 중요하다고 생각합니다.

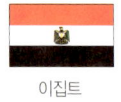
이집트

"허리 통증이 말끔히 사라져 연구에 더 집중할 수 있어요"

이슬람 무하메드 님

저는 이집트 자가지그 대학교(Zagazig University)를 졸업한 후 장학생으로 선발되어 10개월 전 한국으로 유학을 왔습니다.

현재 서울대학교 대학원 수의학과에서 박사 과정 중으로, 동물복제(Animal Cloning)와 성질전환 유전체(transgenesis, genome modification)를 연구하고 있습니다. 그런데 연구실에 앉아서 너무 열심히 연구에 몰두했던 탓인지 6개월 전부터 허리와 양쪽 엉덩이가 아프고 오른쪽 허벅지와 종아리에 통증과 저림 증세가 나타났습니다.

3개월 전부터는 그 증세가 심해져 30분 이상 한자리에 앉아 연구에 집중할 수도 없고 15분 정도만 걸어도 통증이 심했습니다.

결국 저는 우리들병원에서 경피적 내시경 허리 디스크 시술을 받았습니다. 시술 후 다음 날 증세가 많이 호전된 상태로 퇴원했고 지금은 통증이 말끔히 사라졌습니다. 입원 중 외국인을 배려한 진료 서비스도 매우 만족스러웠어요.

인터넷에서 여러 가지 정보를 수집해 우리들병원을 선택하게 됐는데, 우리들병원에는 별도의 국제환자센터(WIPC)가 있어 외국인 환자도 전혀 불편 없이 원 스톱(One-Stop) 진료 서비스를 받을 수 있었습니다. 또 제가 가입한 보험회사(Vanbreda International)와 우리들병원이 협력 관계에 있어 치료 비용 면에서도 보험 혜택을 받을 수 있었습니다.

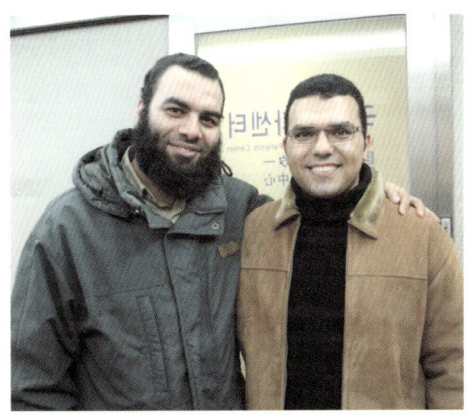

▲ '경피적 내시경 허리 디스크 시술'을 받은 이집트의 이슬람 무하메드 님(왼쪽)

심지어 우리들병원에 입원했을 때 무슬림인 저를 위하여 할랄 푸드가 제공되어 감동받았죠. 한 번은 입원 중에 정해진 기도 시간이 되어 카펫을 깔고 기도를 드렸었는데, 국제환자센터의 직원분이 저를 말리더군요. 허리에 좋지 않다면서요.

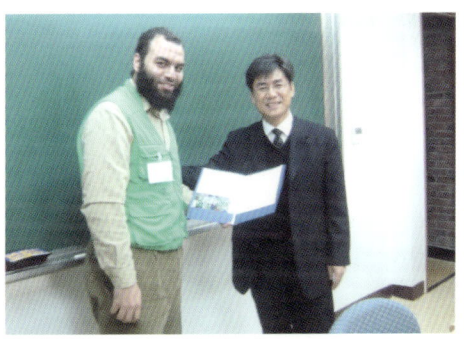

▲ 서울대 수의학과 이병천 교수와 이슬람 무하메드 님(왼쪽)

한국에서 박사 학위를 취득한 후 이집트로 돌아가 대학에서 학생들을 가르치고 싶어요. 이집트에서 동물복제 분야는 미개척 분야죠. 연구하는 학자도 많지 않고요.

한국에서 배운 지식을 전수하고 연구하며 동물 복제 연구의 기틀을 마련하고 싶어요. '이집트의 이병천 교수'가 되는 것이 바로 제 꿈입니다.

"시술 1시간 만에 걷다니… 한국 의술 놀라워"

인도네시아 내각장관 디포 알람 님

저 인도네시아 내각장관 디포 알람입니다.

저는 4개월 전부터 허리 통증과 양쪽 다리 저림을 겪기 시작해 업무를 보는 데 큰 지장이 생겨 결국 바쁜 일정을 쪼개 미니맥스 척추시술 전문 병원으로 잘 알려진 한국의 우리들병원을 택했습니다. 크게 째는 수술은 두려웠는데 몸에 상처를 최소로 내는 시술법은 한국이 세계 최고로 알려져 있더군요.

우리들병원에서 저는 허리뼈 제4번과 제5번 사이의 디스크 탈출증과 척추관 협착증 진단을 받았습니다. 그리고 저를 치료하기 위한 전담팀이 회복이 빠르고 입원 기간도 짧은 디스크 성형술을 하기로 결정했습니다. 저를 위해 이상호 이사장을 비롯해 안용 병원장, 이준호 신경외과 부장 등이 참여한 최고의 전담팀이 구성된 사실에 기쁘고 또한 놀라웠습니다.

이상호 이사장님은 결함없는 성공적인 치료를 위해서는 의사 개인의 의견에만 의존하지 않고 다양한 척추 각 분야의 전문의들이 한 팀을 이뤄 의견을 공유하고 치료해야 한다고 설명했습니다. 제가 받을 내시경 허리 디스크 성형술은 볼펜심 정도의 내시경 관을 넣어 문제가 된 부위만 없애고 손상된 곳은 다시 튼튼하게 봉합하는 방법이라는 설명에 저는 안심했습니다.

시술은 성공적이었고, 시술 받은 지 한 시간 만에 걷는 연습을 할 정도로 회복이 빨라 놀라웠습니다. 걷기만 하면 아팠던 저는 시술 즉시 빠르게 회복했고 다음날 퇴원할 수 있었습니다.

다시 한번 이상호 박사님과 척추치료팀에 감사드립니다.

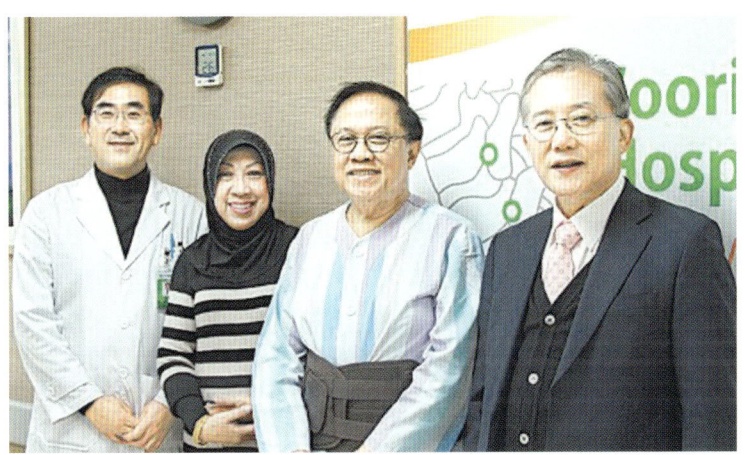

▲왼쪽부터 차례로 우리들병원 안용 박사, 알람 장관의 부인, '경피적 내시경 허리 디스크 성형술'을 받은 인도네시아 내각장관 디포 알람, 우리들병원 이상호 박사

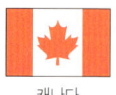
캐나다

"의사와 대화를 나눌 수 있었던 빠르고 효과적인 내시경 시술!"

데이비드 커너스 님

일요일 아침, 허리가 아파서 잠에서 깨어났다. 일어서려는데 정확히 알 수는 없지만 허리에 심각한 문제가 있음을 깨달았다. 일어서는 것이 매우 고통스러웠고 상체를 똑바로 할 수 없었다.

불안한 마음에 병원을 찾았다. 엑스레이 검사만으로는 아무런 문제를 발견할 수 없었고, MRI 검사 후 허리 디스크가 탈출되었음을 알 수 있었다. 나를 진료한 의사는 전신마취 후 절개하는 디스크 치환술을 권유했다. 그러나 나는 수술부터 서두를 수는 없었다.

그러던 중 친구가 인터넷 검색을 통해 세계적 수준의 척추 전문병원을 알게 되었다며 한국의 우리들병원을 추천해 주었다. 이 계기로 나는 우리들병원을 찾았고 의사로부터 정상 조직을 보존하는 내시경 허리 디스크 시술로 치료가 가능하다는 얘기를 들었다. 크게 절개하는 개방 '수술'이 아닌 '시술'이라고 설명을 들었다.

담당의사는 내가 전에 만난 다른 의사와 달리 시술을 서두르지 않았다. 나는 진료를 위해 여러 가지 질문을 준비해가곤 했다. 그는 항상 내 질문에 친절하게 답해주었고, 내가 시술을 결정하는 데 필요한 정확한 정보를 제공해주었다.

의사는 먼저 보존요법을 시도해 경과를 보고 난 후 내시경 시술을 고려해보자고 했다. 나는 개방형 절개수술은 피하고 싶어 3주 동안 경막외 주사 치료를 받았고 침상 안정을 취했다. 상태가 약간 좋아진 것 같았지만 크게 나아지지 않았다. 결국 최상의 선택은 근본적인 원인치료인 경피적 내시경 허리 디스크 시술이라고 결론을 내렸다.

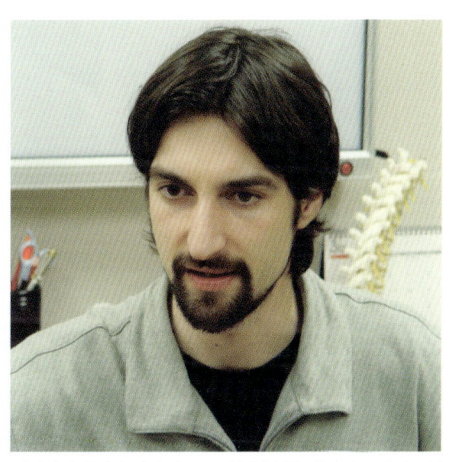

▲ '경피적 내시경 허리 디스크 시술'을 받은 데이비드 커너스 님

처음에는 시술의 고통이 정말 두려웠다. 하지만 막상 시술에 임하고 나서는 모든 걱정이 사라졌다.

시술실에서는 모든 것이 빨리 이루어졌고 순조로웠다. 시술이 시작된 후 가장 먼저 무엇인가 허리를 누르고 있다는 느낌을 받았다. 의사의 엄지손가락이라 생각한 그것은, 지금 생각해보니 내시경이었던 것 같다. 그 후 난 네 가지 특이한 느낌을 받았다. 먼저 무엇인가가 쿵 부딪치는 느낌과 함께 시술 부위를 긁고 있다는 느낌을 받았다. 하지만 약간 혼란스러울 뿐 통증은 전혀 없었다. 시술 중에 의사가 레이저를 사용할 것이라고 말했다. 레이저! 그것은 최고였다. 파열의 진동으로 레이저는 실제로 나에게 어떤 메시지를 주는 것 같았다.

이후 나는 안심했고, 오히려 의사에게 필요하면 얼마든지 레이저를 사용해도 좋다는 말까지 할 수 있었다. 유감스럽게도 다음 느낌은 썩 좋지만은 않았다. 시술이 끝나갈 무렵 내 엉덩이 부분에서 통증이 느껴지기 시작했다. 약간 불편했지만 10년이 넘도록 겪은 고통을 생각하니 잠깐의 통증은 아무것도 아니었다. 마침내 의사가 파열된 디스크 파편을 제거했다고 말했을 때, 가끔 다리에 마비가 오는 듯한 느낌과 비슷한 찌릿찌릿한 통증을 느꼈다. 그리고 곧 의사가 시술이 끝났다고 얘기했다.

  모든 시술 과정은 생각한 것보다 무척 빨랐고, 그렇게 고통스럽지도 않았다. 다음 날 아침, 나는 집으로 돌아갔다. 다행스럽게도 고통 없이 서있거나 걸을 수 있게 되었다. 좌골신경통이 사라진 것이었다. 물론 시술 후 즉시 뛰거나 마라톤을 하지는 않았다. 회복 시간을 가진 후 달릴 계획이다. 눕거나 다리를 들어 올리는 동작과 같이 지난 10년 동안 하지 못했던 일도 고통 없이 할 수 있게 되었다. 정말 '기적'이 일어난 것 같았다.

  아직 약간의 통증이 있지만 시술 후 지난 6주 동안 눈에 띄게 호전되었다. 언제나 허리를 구부리거나 비틀 때는 매우 주의하고 있다. 나는 항상 내 고통을 다시 떠올리곤 한다. 그러나 매일 조금씩 좋아지고 있음을 느끼고 물리치료와 재활운동 요법을 통해 더욱 좋아질 것이라는 자신감에 차 있다. 나는 물론 내가 생각한 것 이상으로 좋아지고 있다.

  경피적 내시경 시술을 받지 않았다면 난 여전히 침대에 누워 있어야만 했고 앉을 수도, 설 수도 없을 정도로 여전히 심한 고통을 겪고 있을 것이다. 내시경 시술은 회복 속도가 매우 빨랐다. 내가 왜 이 시술을 좀더 빨리 받지 않았을까 하고 후회할 정도다.

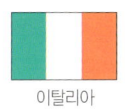
이탈리아

"시술 다음 날 퇴원해 광주비엔날레에 참석했어요"

이탈리아 예술가 아넬리스 님

저는 이탈리아에서 등 디스크 수핵 탈출증이라는 진단을 받은 후 다시 독일로 가서 유명한 흉추 전문의에게 진료를 받았습니다. 의사는 물리치료, 약물치료를 받으면서 견뎌보든지, 가슴 쪽을 절개하는 수술을 받든지 선택해야 한다고 했습니다. 그러나 전신마취를 해야 하는 절개 수술은 두려워서 우선은 물리치료와 약물치료로 견뎌보기로 했습니다.

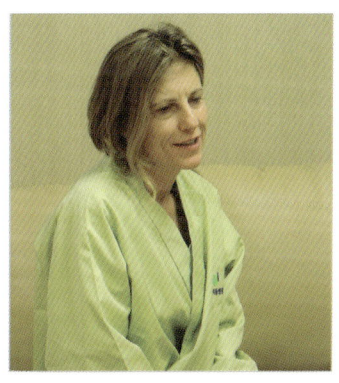
▲ '경피적 내시경 등 디스크 성형술'을 받은 이탈리아의 예술가 아넬리스 님

하지만 증상은 호전되지 않았고 나중에는 업무에 지장이 생길 정도로 통증이 심했습니다.

그러던 중 이탈리아 의사에게서 제 병을 치료할 수 있는 최상의 방법이 있다는 얘기를 듣게 되었습니다. 그분은 이상호 박사님께 미니맥스 척추시술에 관한 강의를 들었던 경험을 얘기하며 제게 한국의 우리들병원을 추천했습니다.

내시경 등 디스크 성형술을 받고 난 후, 저는 즉시 왼쪽 다리의 통증이 많이 줄었음을 느낄 수 있었습니다. 더욱 놀라웠던 것은 시술받은 다음 날, 그것도 걸어서 퇴원을 했다는 사실입니다. 덕분에 저는 작품을 전시하기 위해 광주비엔날레에도 차질 없이 참석할 수 있었답니다.

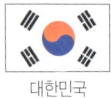

"우리들병원에서 보낸 이틀, 다시 찾은 행복"

이봉예 님

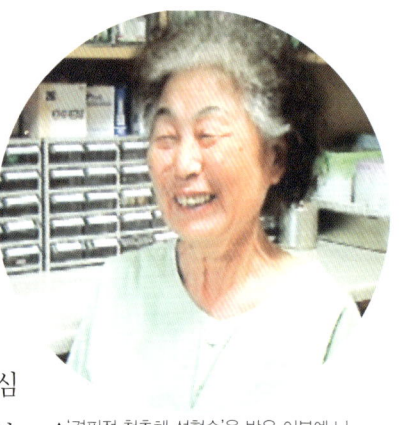

▲ '경피적 척추체 성형술'을 받은 이봉예 님

세탁소를 운영하던 저는 작년 12월부터 갑자기 허리가 아프기 시작해 결국 일을 하지 못하는 지경에 이르고 말았습니다. 통증이 심한 날은 누운 상태에선 혼자 힘으로 일어설 수도 없었습니다. 이리저리 몸을 뒹굴면서 겨우 몸을 일으켜서 화장실에 갈 수 있었습니다. 앉아 있는 것도 고통이었습니다. 앉아 있는 것만으로도 너무 고통스러워 밥조차 먹을 수 없었습니다. 급기야 누워서 아들이 밥을 입에 떠 넣어주어야 먹을 수 있었습니다.

더는 고통을 참을 수 없어 동네 병원의 물리치료실을 찾았습니다. 3개월 동안 하루도 빠지지 않고 디스크에 관한 물리치료만 받았습니다. 하지만 이렇다 할 효과를 보지 못했고 한 달 정도 지나자 통증은 다시 심해졌습니다. 그러나 수술만은 하고 싶지 않았습니다. 전신마취를 하고 몸에 칼을 댄다는 것이 무섭기도 했고, '나이 많은 사람이 수술 잘못하면 큰일난다', '대소변을 받을지언정 수술은 하지 마라'는 주변 사람의 만류는 수술에 대한 불신과 두려움을 더했습니다. 수술이 잘못 되어 자식들에게 짐이 되고 싶지 않은 마음도 있었습니다. 그래서 사위와 막내딸이 와서 수술을 하라고 권유할 때마다 '이제 허리 안 아프다'며 돌려보내곤 했습니다.

그러던 중 저를 주의 깊게 지켜보던 사위가 어느 날 제 손을 붙잡더니 '장모님, 우리들병원에 한번 가보시죠'라고 했습니다. 말려도 '이미 예약을 했으니 어쩔 수 없다'며 막무가내였습니다. 저는 '허리가 잘못되지 않을까'라는 걱정 때문에 진땀이 나서 잠을 이루지도 못할 정도였습니다. 수술대에 올라서는 어린아이처럼 엉엉 울기까지 했습니다.

하지만 모든 두려움은 시술 후 거짓말같이 사라졌습니다. 절개도 하지 않고 전신마취도 하지 않아 수술이라고 부를 수 없는 것이었습니다. 가는 바늘만 사용한 컴퓨터 영상유도 척추 뼈 성형술이란 시술이었습니다. 시술 직후엔 혹시 다리가 마비된 건 아닌가 하고 섣부른 걱정도 했지만 이내 너무 멀쩡해졌습니다. 그리고 곧바로 큰 기쁨을 맛볼 수 있었습니다. 화장실을 갈 수 있을 정도로 거동이 편해졌다는 사실! 시술 전에는 화장실에 가기 힘들어 '대소변을 딸이 받아야 하나, 딸은 바쁘니 아들이 해야 하나'하고 걱정했는데 말입니다. 한 시간 시술로 이렇게 멀쩡하게 되다니 기적인 듯 너무 행복했습니다. 그 동안 힘들던 시간이 허무하기까지 했습니다. 우리들병원에 오기 전에 다른 병원에서 물리치료도 받고, 수술 권유를 받은 적도 있었습니다. 그러나 여러 가지 수술을 권유하면서 "일단 열어봐야 한다"는 말에 두려워 병원에 오기까지 그렇게 망설인 것이었습니다. 지금은 "척추 뼈성형술을 받지 않고, 그냥 이대로 살았다면 어떻게 됐을까?" 생각합니다.

약 한 시간 정도 시술을 받고 바로 다음 날 퇴원했습니다. 우리들병원과 빠른 치유를 위해 도와주신 모든 선생님께 다시 한번 감사의 말씀을 전합니다.

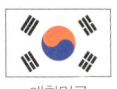
대한민국

"이동식 침대에 실려와서 걸어 나가요"
나경아 님

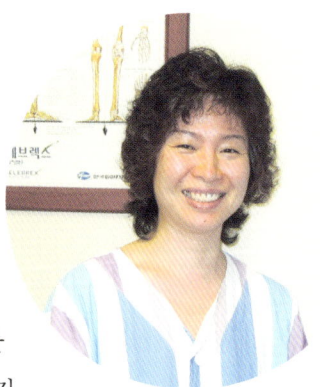
▲ '컴퓨터 영상 유도 척추미세치료(신경·통증치료)'를 받은 나경아 님

허리가 아프기 시작한 것은 2004년 추석 무렵부터였습니다. 아마 추석 이틀 후인 것으로 기억됩니다. 냉장고에서 물건을 꺼내려고 허리를 굽히는 순간 딱! 하는 느낌과 함께 그 자리에 주저앉고 말았습니다. 허리의 심한 통증과 함께 하반신에 감각이 없어지더군요. 움직일 수조차 없어 친지의 도움으로 집 근처에 새로 개업한 병원에 입원했습니다. 4일 동안 꼼짝도 못하고 열흘간 물리치료로 상태가 어느정도 호전되어 퇴원하였습니다. 퇴원 후에는 한의원에서 침도 맞았습니다.

그런데 그게 완치된 게 아니었더군요. 당시 퇴원한 이후부터는 몸이 피곤하거나 무리한 일을 하면 허리에 약간의 통증이 오고 다리가 저렸습니다. 특히 쪼그리고 앉아 빨래를 하거나 허리를 구부리고 작업할 때면 허리가 뼈근해져서 30분 이상 견디기 힘들었습니다. 그때마다 파스를 붙이고 잠깐씩 안정을 취했습니다. 그렇게 2년을 견디며 병을 키운 탓일까요? 결국 지난 11월 26일 갑자기 다시 허리가 아파서, 119구급대를 불러 집 근처 모 병원

응급실에 입원했습니다. 그러던 중 딸이 "엄마, 어차피 여기저기 다니며 고생하느니 우리들병원으로 가는 게 낫겠어요"라며 강력히 권유하더군요.

11월 28일, 입원 첫날은 허리 통증으로 배뇨 감각이 없었기 때문에 침대에 누운 상태에서 기저귀를 써야만 할 정도였습니다. 그런데 그날 MRI를 촬영하고 저녁 무렵 컴퓨터 영상유도 척추미세치료(신경통증치료)를 받은 뒤 새벽 무렵이 되어서는 스스로 일어나 무릎을 꿇고 배뇨를 할 수 있게 되었습니다. 담당 의사 선생님과 상담 결과 비수술적 치료만으로도 완치가 가능할 것 같다는 처방을 받고 그날부터 꾸준한 치료에 들어갔습니다. 다음 날 물리치료실에서 근육 이완과 피부 마찰 전기치료를 받고 그 다음 날은 견인치료를 병행해서 허리를 상하로 늘여주는 기계, 버테트랙(Vertetrack)을 착용하고 30분 동안 걷기 운동을 했습니다. 이날은 물리치료를 받은 후 잠시라도 앉을 수 있게 되었고, 30일 견인치료 이후에는 혼자 일어설 수 있었습니다. 12월 2일 이후부터는 센타르라는 기계에 올라가 안 쓰는 근육을 강화해주는 운동을 매일 2번씩 했습니다. 경과가 많이 좋아진 후에도 매일 새벽 4시에 일어나 30분 동안 걷는 운동을 하는데 조금씩 운동량을 늘려가고 있습니다. 이렇게 꾸준히 치료한 결과 이동식 침대에 실려 들어온 지 9일 만에 걸어서 퇴원하게 되었습니다.

사람들은 크고 작은 정도의 차이가 있을 뿐, 일상생활에서 어느 정도 아픈 증세를 느끼며 살고 있습니다. 다만 그 증세를 얼마나 정확하게 진단하고 적절한 치료를 받고 꾸준히 노력하느냐에 따라 환자가 될 수도 있고 건강한 사람이 될 수도 있습니다. 다정다감하신 장원석 부장님과 친절하신 물리치료실 김종호 주임님, 그리고 간호사님께 깊이 감사드립니다. 또 응급실에 실려와 이동식 침대로 옮겨지는 순간까지 환자의 두려움을 이해하는 듯 배려해주고 기다려준 기사님께도 감사의 말씀 전하고 싶습니다. 샬롬!

Mini-Max Spinal Procedures

하루가 다르게 발전하는 의료 과학은
척추 디스크 치료 분야에 있어서도 예외가 아니다.
1960년대 1세대 육안 수술,
1970년대 2세대 확대경(루페) 수술,
1980년대 3세대 현미경 수술,
1990년대 4세대 내시경 시술을 거쳐,
2000년대 이후 척추 디스크 치료 분야는
5세대 디지털 시술 시대,
'미니맥스 척추시술'의 시대를 열어가고 있다

ni-Max Spinal Procedures 04

미니맥스 척추시술의
발전사와 다기관 연구

미니맥스 척추시술의 발전사
경피적 내시경 척추 디스크 시술의 다기관 연구

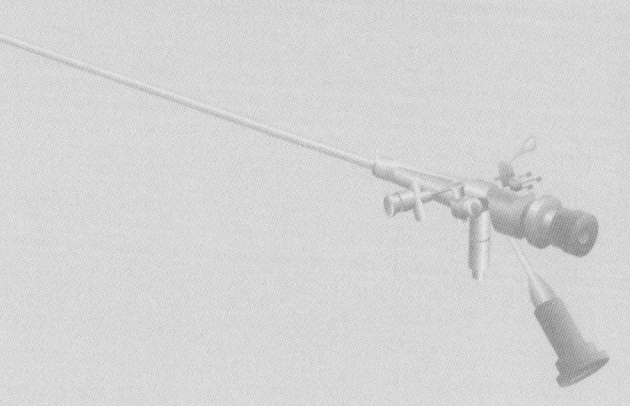

1 미니맥스 척추시술의 발전사

1990년부터 내시경 광학의 발전과 그에 필요한 레이저, 고주파열 같은 미세 시술 도구의 개발에 힘입어, 살과 근육을 벌리지 않고 척추뼈를 잘라내지 않고도 정확히 병변 부위만을 치료하는 내시경 척추 디스크 시술의 개념이 정립되었다. 그리고 2000년대부터는 영상증폭 자기공명영상(X-MR) 장비나 컴퓨터 단층촬영(CT) 장비, 삼차원 영상증폭기(C-arm, O-arm)와 같은 첨단 컴퓨터 장비가 접목되며, 보다 빠르고 정밀한 첨단 디지털 척추 수술 시대를 열어가고 있다.

척추 디스크 수술(시술)은 '광학 비디오'의 발전사다

수술의 발전사는 '광학 비디오'의 발전사라 할 수 있다. 돋보기, 현미경, 내시경 같은 광학기로 수술 부위를 잘 들여다보아야만 안전하고 효과적인 수술이 가능하기 때문이다. 특히 척추 수술은 다른 조직과 달리 신경 부위 가까이 접근하므로 보다 더 잘 관찰할 수 있는 수술, 정밀한 수술이 요구된다.

지금도 시행되고 있는 맨눈 척추 수술은 제1세대 방법이다. 육안으로 직접 수술 부위를 자세히 보기 위해서는 피부와 근육을 넓게 벌리고 척추뼈를 많이 제거하는 것이 불가피했다. 그래야만 그 아래 위치한 신경과 신경 밑의 상한 디스크가 보였기 때문이다. 파이프 한 곳에 조금 금이 가서 물이 새는 것을 고치려고 목욕탕의 바닥과 벽을 다 뜯어내는 것과 같은 이치

였다. 때문에 불가피하게 정상 조직을 많이 손상시켜 심각한 부작용을 야기했고 환자의 회복 기간도 매우 오래 걸렸다. 이 전통적 수술에서는 크게 절개하는 의사가 실력 있는 의사로 인정받았다.

그러다가 1970년대부터 '루페'라는 안경처럼 생긴 확대경이 발명되었다. 의사들은 이 확대 수술 안경을 통해 약 2~3배 확대하여 병소를 볼 수 있게 되었고, 피부 절개의 크기는 약 5~10cm로 줄게 되었다.

1980년대에는 사람 키만큼 큰 미세 수술 현미경이 개발되어 환부를 약 15배까지 확대하여 볼 수 있게 되었다. 밝은 광선을 통해 깊고 좁은 부위까지 보다 더 자세하고 뚜렷하게 볼 수 있게 된 것이다. 이로 인해 절개 부위는 약 1.5~3cm로 줄게 되었고 정상 조직은 극히 일부만 희생시켜 보다 정밀하

척추 디스크 수술법의 발전사

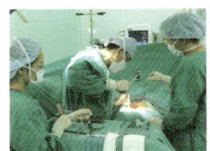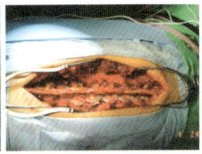

▲1960년대 제1세대 : 맨눈 수술

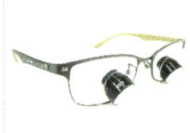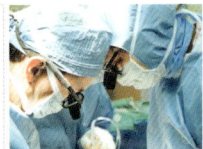

▲1970년대 제2세대 : 루페 착용 수술

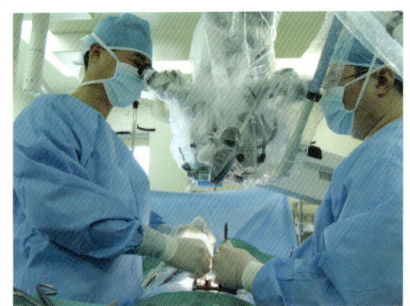

▲1980년대 제3세대 : 현미경 수술

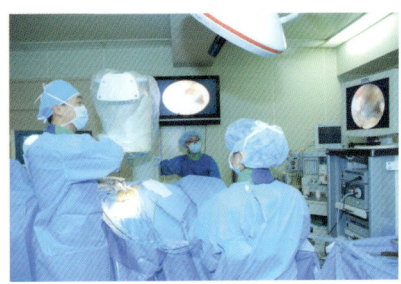

▲1990년대 제4세대 : 내시경 레이저 시술

척추 디스크 수술법의 발전사

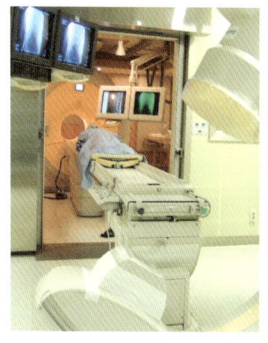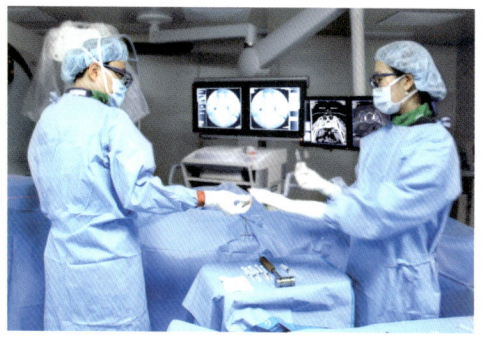

▲2000년대 제5세대 : CT와 X-MR을 이용한 첨단 디지털 시술

고 섬세한 시술이 가능해졌다.

1990년대에는 아주 작은 수술용 비디오 카메라가 발명되었다. 볼펜심 크기의 작은 렌즈가 긴 줄에 매달려 몸 속 깊은 곳 어디든 따라 들어갈 수 있게 되었고, 그 촬영 영상은 17인치 이상의 큰 모니터 화면으로 확대해볼 수 있게 된 것이다. 바로 오늘날의 내시경이다. 이로써 약 절개의 범위가 0.5~1cm까지 줄어 최소한의 사치만으로 병적인 디스크를 선택적으로 정확하게 제거할 수 있게 되었다.

2000년 이후에는 컴퓨터단층촬영(CT) 장비와 영상증폭자기공명영상(X-MR) 장비를 이용한 디지털 내시경 시술이 발전했다.

디스크 시술에 내시경이 도입된 역사

1942년 풀(Pool)은 귀 내시경(Otoscope)에 조명 장치를 부착하여 척추 신경근, 척추 황색인대, 그리고 척추 종양을 관찰하는 데 사용했다. 이후 1955년, 말리스(Malice)는 뇌수술에 사용하던 미세 양안 현미경(Binocular

Microscope)을 디스크 수술에 사용하기 시작하였다. 이처럼 디스크 절제술에 현미경 사용이 가능해짐에 따라 1977년 신경외과 의사인 야사길(Yasargil)과 카스파(Caspar)는 현미경 디스크 수술의 개념을 소개했다.

1975년 히지카타(Hijikata)와 1983년 캠빈(Kambin)은 각각 독립적으로 시술을 개발하였고, 1984년 아셔(Asher)는 레이저를 이용한 시술을 개발했다.

이에 따라 정형외과 의사 슈라이버(Schreiber)와 캠빈(Kambin)은 척추 내 삽입할 수 있는 지름 2.7mm의 내시경을 고안하였다. 이 내시경은 척추공과 신경을 관찰할 수 있었으며, 미세 특수 수술기구를 안전하게 위치시킬 수 있는 소위 '삼각 작업 구역(Triangular Working Zone)'도 발견하였다. 내시경 시야 아래에서 신경을 압박하는 탈출된 수핵을 제거하는 내시경 디스크 절제술은 피부와 근육 그리고 뼈를 절제하지 않고 피부를 관통한 작은 관을 통해 시행된다. 이 시술을 적용할 수 있는 환자는 신경 통증을 호소하는 환자로, 그 원인이 탈출된 디스크 병이어야 한다.

1991년 캠빈(Kambin)은 관절경 디스크 절제술(Arthroscopic Microdiscectomy:AMD)을 시행해 87%의 성공률을 보고하였으며, 또 다른 연구자도 이와 유사한 성공률을 보고했다.

이 내시경 접근법에 따른 신경의 손상이나 파열 같은 부작용은 없었으며, 알려진 부작용으로는 디스크염(Discitis), 기구 파손, 근육 내 혈종(Psoas Hematoma) 등이 있다. 출혈이 거의 없고 전신마취를 하지 않

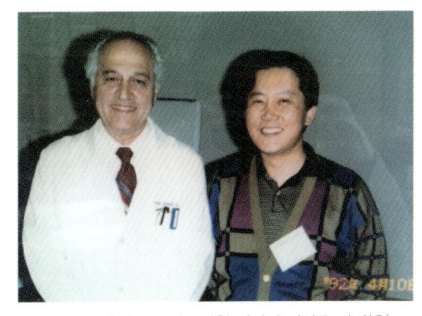

▲ 캠빈 박사(좌)와 우리들병원 이사장 이상호 박사(우)

으며 피부 절개를 최소화하기 때문에 임상 결과는 좋다. 그러나 적응증 범위가 좁아 재발성 요추간판탈출증, 신경구멍 협착증, 파열성 디스크탈출증에는 효과가 없었다.

디스크 시술에 레이저가 도입된 역사

1958년 숄로(Schawlow)와 타운스(Townes)가 레이저를 처음 발명한 이래, 다양한 파장의 레이저가 여러 의학 분야에서 응용되어왔다. 척추 디스크 수술 분야에서는 1984년 아셔(Asher)와 헤프너(Heppner)가 CO_2 레이저를 허리 디스크 질환 치료에 처음으로 사용했다.

레이저 디스크 시술은 환자의 몸 밖에서 절개하지 않는 경피적 방법으로 레이저 섬유를 디스크에 삽입하여 치료하는 방법이다. 이 시술은 내시경 없이 레이저만을 사용하는 비내시경적 레이저 디스크 시술이다.

이때 사용된 레이저는 엔디 야그(Nd:YAG:Neodymium: Yttrium-Aluminum-Garnet) 레이저와 KTP(Potassium-Tytinal-Phospate) 레이저로, 병변 부위가 아닌 디스크 중앙 부위에 국한해 레이저를 쏠 수밖에 없었다. 또한 내시경으로 디스크 내부를 보지 않고 맹목적으로 레이저를 쏘는 방식이기 때문에 정확도가 떨어졌다. 사용된 레이저의 투과 범위가 4~10mm 정도라 시술은 간단하지만 연골 괴사 같은 부작용이 우려되었고 성공률도 아주 낮았다.

초이(Choi) 등은 엔디 야그 레이저를 이용한 허리 디스크 치료를 1986년부터 1995년까지 9년간 389명에게 시행한 결과, 75%의 성공률과 1%의 부작용을 보고하였다. 1992년 데이비스(Davis)는 KTP 레이저를 이용한 허리 디스크 치료를 시행해 80%의 성공률을 보고했다.

이 시술법의 적응증은 파열되지 않은 돌출된 디스크 질환이며 이동된 디스크 질환은 그 대상이 아니었다. 때문에 이 맹목적 레이저 치료는 심한 디스크에는 효과가 없다는 이유로 국내에서는 비판을 받기도 했다. 그러나 프랑스, 독일

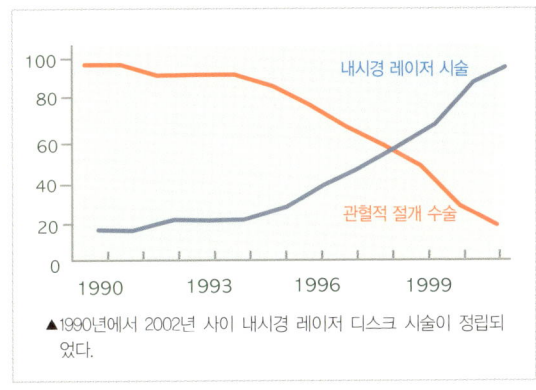
▲1990년에서 2002년 사이 내시경 레이저 디스크 시술이 정립되었다.

등 유럽이나 일본, 북미, 남미, 러시아, 우크라이나 등에서는 여전히 중요한 디스크 치료로 여겨지고 있다. 이 시술은 수술을 받아야 할 전체 디스크 환자의 일부에서만 적용이 가능하다.

　1992년에는 고틀로브(Gottlob) 등이 홀뮴 야그 레이저를 이용하여 수핵을 제거했다. 내시경 레이저 디스크 시술은 내시경을 통해 병변 부위를 직접 확인하면서 투과 범위가 안전한 홀뮴 야그(Holmium:YAG) 레이저를 사용하는 방법이다. 밝고 뚜렷하게 보이는 내시경 아래에서 홀뮴 야그 레이저의 투과 범위는 0.4mm로 섬세하고 안전하다. 홀뮴 야그 레이저는 비내시경 레이저와 달리 중앙의 정상디스크 수핵은 전혀 건드리지 않고 오직 섬유륜 속의 다친 디스크 조각만 선택적으로 치료함으로써 시술 성공률 85%가 되었다. 현재 미국, 유럽 그리고 한국의 앞선 척추전문병원에서 이용하고 있는 방법이다.

　하지만 신경을 직접 볼 수 없는 등 시술 부위의 사각지대가 존재하기 때문에 수핵이 섬유륜을 뚫고 나가 심하게 탈출된 경우는 적응증이 되지 못한다. 오래 앉지 못하고 일어서면 허리가 쉽게 펴지지 않는 만성의 디스크성 요통에도 효과가 좋다. 수술 받아야 할 전체 디스크 환자의 상당수에서

이 방법의 적용이 가능하다.

1991년 미국 FDA(식품의약품국)은 척추 디스크 수술에 이용하는 레이저에 대해 장기적 안정성을 검토한 후 효과적이고 안전하다고 공인한 바 있다.

내시경 디스크 시술의 정립

1992년 기존의 내시경 디스크 시술과 레이저 디스크 시술을 병용한, 내시경 레이저 병용 디스크 시술이 개발되었다. 이 연구에는 한국의 이상호 (Dr. Sang Ho Lee), 영국의 마틴 나이트(Dr. Martin Knight), 미국의 안소니 영(Dr. Anthony Yeung)과 독일의 토마스 후글란트(Dr. Thomas Hoogland), 스위스의 로이(Dr. Hansjörg F. Leu)가 공동 참여했다.

내시경 레이저 병용 디스크 시술, 즉 내시경 디스크 시술은 고해상도 작업창 내시경을 통해 디스크 뒤쪽 섬유륜 뿐만 아니라 척추신경강과 척수신경까지 보면서, 홀뮴

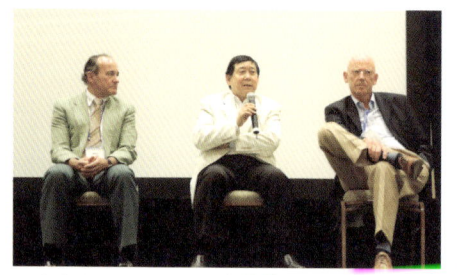

▲제1회 세계 최소침습 척추수술 및 치료학회(WCMISST)에 참석한 나이트, 영, 후글란트 박사(왼쪽부터)

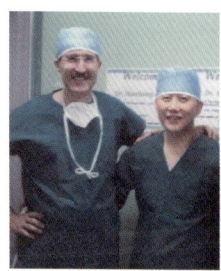

▲스위스의 로이 박사와 한국의 이상호 박사

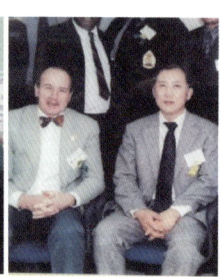

▲영국의 나이트 박사와 한국의 이상호 박사

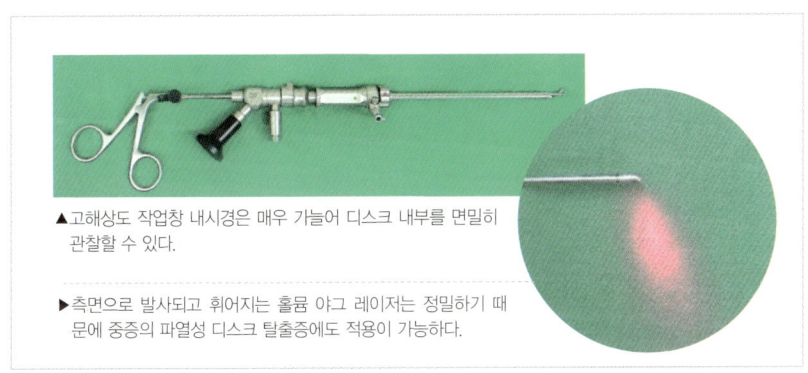

▲ 고해상도 작업창 내시경은 매우 가늘어 디스크 내부를 면밀히 관찰할 수 있다.

▶ 측면으로 발사되고 휘어지는 홀뮴 야그 레이저는 정밀하기 때문에 중증의 파열성 디스크 탈출증에도 적용이 가능하다.

야그 레이저를 식염수 속에서 정밀하게 발사하는 방법이다.

이 시술에 사용된 고해상도 작업창 내시경은 병변 부위뿐만 아니라 초기 내시경 레이저 시술에서는 사각지대였던 척추 신경까지도 면밀히 관찰할 수 있게 되었다. 또한 머리카락처럼 섬세한 홀뮴 야그 레이저 섬유는 휘어지고(Flexible Laser) 90°로 꺾이므로(Side Firing Laser) 신경 근처까지 최대한 안전하게 접근해 투과율 0.4mm로 정확히 환부를 치료하게 되면서 성공률이 95%까지 높다.

식염수와 내시경 없이 맹목적으로 시행하는 단순 레이저 디스크 시술에 내시경이 부착되고 식염수로 씻어내면서 시행하는 레이저 디스크 시술은 성공률은 물론 적응증의 범위도 확대되었다.

이 시술에서 사용되는 레이저는 정밀하기 때문에 중간 정도 심한 디스크 탈출증은 물론, 중증의 파열성 디스크 탈출증에도 적용이 가능하여 수술 받아야 할 전체 디스크 환자의 대다수에게 이 방법을 적용할 수 있다. 이 시술의 적응증은 연성 디스크 환자이다.

국소마취 방식이라 전신마취가 위험한 고혈압, 당뇨병 환자나 노인 환자도 안심하고 시술받을 수 있다. 또 시술 후 당일 퇴원이 가능해 장기간

입원이 힘든 직장인과 학생 등에게 선호되는 시술이다.

최근에는 디지털 내시경을 통해, 65세 이상 노년층의 디스크 탈출을 동반한 척추관협착증 환자도 전신마취 없이 빠르고 안전하게 치료를 받을 수 있게 됐다. 만약 내시경 시술에서 레이저와 고주파열을 병용해 사용하면 적용 범위가 넓어져 중증의 디스크 병이나 바깥쪽 척추관협착증이 있는 경우에도 성공률이 높아지며 척추 통증 또한 호전된다.

5세대 디지털 내시경 시술의 도래

하루가 다르게 발전하는 의료 과학은 척추 디스크 치료 분야에 있어서도 예외가 아니다. 1960년대 1세대 육안 수술, 1970년대 2세대 확대경(루페) 수술, 1980년대 3세대 현미경 수술, 1990년대 4세대 내시경 수술을 거쳐, 2000년대 이후 척추 디스크 치료 분야는 5세대 디지털 수술 시대를 맞이했다.

영상증폭 자기공명영상 안내 내시경 허리 디스크 시술은 시술 직전과 직후에 진단과 시술이 동시에 이루어진다. 이 시술 시스템은 시술 전 MRI로

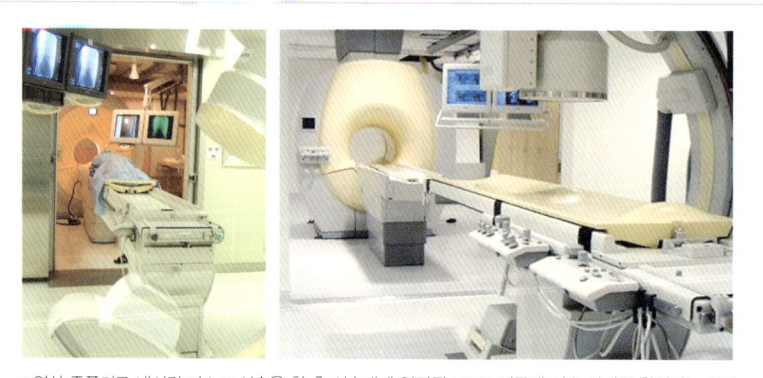

▲영상 증폭기로 내시경 디스크 시술을 한 후 시술대에 연결된 MRI로 이동해 시술 상태를 확인하는 장면

영상증폭 자기공명영상 안내 내시경 허리 디스크 시술 증례

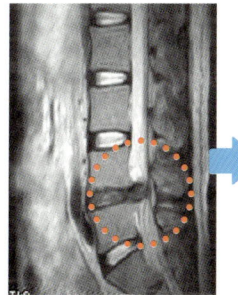 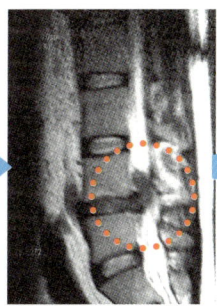 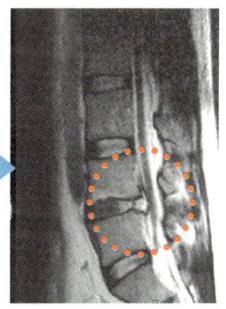

시술 하루 전
▲디스크 돌출 확인

시술 중
▲하루 만에 디스크 파편 위로 이동한 것을 볼 수 있음

시술 직후
▲이동한 디스크에 맞춰 시술 접근법을 즉시 변경해 정확히 디스크 파편 제거

진단 후 시술을 기다리는 동안 발생한 디스크 변화를 확인할 수 있어 정확성과 시술 성공률이 높다.

척추 단면을 촬영한 후 최적의 시술 경로를 결정해 곧바로 자동연결 시술 침대로 옮긴 다음, 방사선 장비로 영상을 크게 확대해 디스크 상태를 보면서 내시경과 레이저를 이용해 치료하게 된다. 시술 후에는 바로 다시 MRI 사진을 확인해 시술 결과를 체크한 후 마친다.

기존 수술에 비해 시술 상태 및 성공 여부를 즉시 확인할 수 있어 남은 디스크 또는 혈종 등으로 인한 재수술 및 합병증을 최소화하고, 시술의 성공률을 최대치로 끌어올릴 수 있다. 또한 몇 분 전 일어난 디스크 변화 상태를 시술 중에도 확인할 수 있어 정확하게 치료할 수 있다는 것이 가장 큰 장점이다.

이 시술 결과의 우수성은 《World Spine Journal》이라는 학술지에 실리는 한편, 해외 학회에서 발표돼 긍정적인 반향을 불러일으키고 있다. 시술 받은 환자 50명을 2년 동안 추적 관찰한 결과 수술 만족도(매그나브

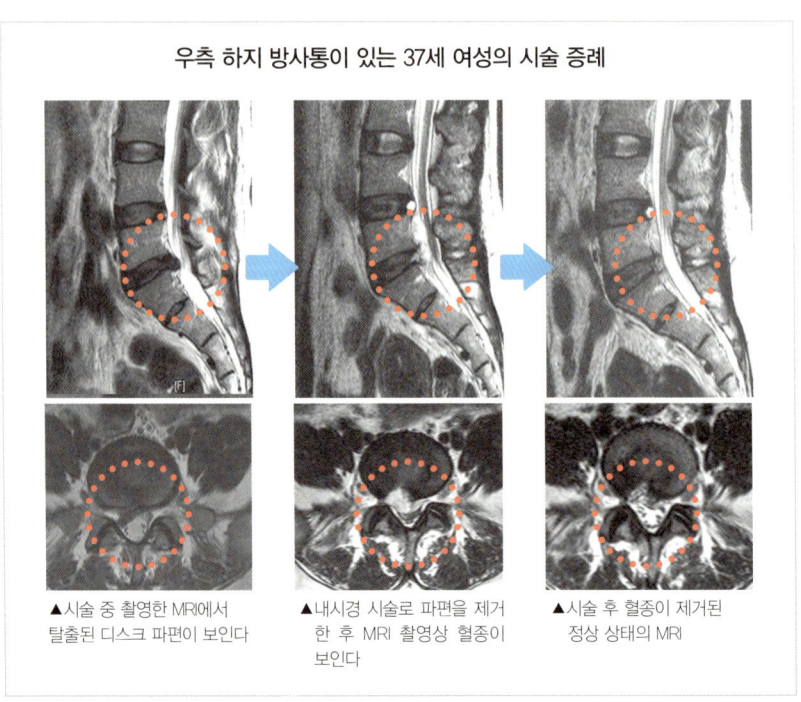

▲시술 중 촬영한 MRI에서 탈출된 디스크 파편이 보인다
▲내시경 시술로 파편을 제거한 후 MRI 촬영상 혈종이 보인다
▲시술 후 혈종이 제거된 정상 상태의 MRI

기준)는 약 94%가 '좋다', '아주 좋다'라고 대답했으며, 통증 지수(시각 통증 척도)는 7.7에서 1.7로 줄었으며 일상생활 상애지수(오스웨스트리 척추 기능장애지수)는 64.2에서 14로 크게 줄어들어 환자들이 만족스러우면서도 안전하고 정확한 치료를 받았음을 확인할 수 있었다.

원래 영국에서 어린아이들의 심장병을 절개 수술하지 않고 치료하는 데서 시작된 X-MR은, 심장 수술 도중 또는 뇌종양 수술 전후에 자기공명영상술(MRI)로 성공 여부를 추적하는데 사용되어왔다. 유럽과 미국에서 심장 수술과 뇌 수술에 사용된 이 치료법이 이 척추 시술에 도입되면서 많은 중증 디스크 환자에게 치유의 길이 열리게 되었다.

컴퓨터 영상 유도 내시경 허리 디스크 시술(CT-Image Guided

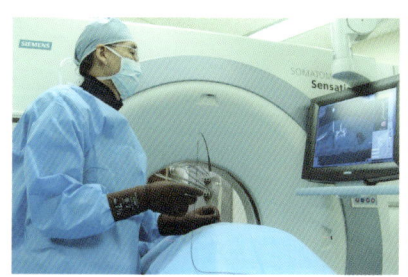
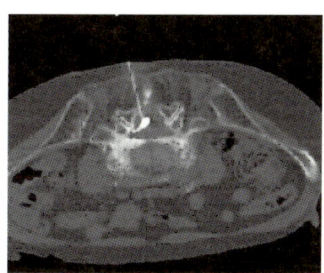

▲ 컴퓨터 단층장비(CT)의 영상을 확인하며 안전하고 정확하게 디스크 시술을 하는 모습

▲ 컴퓨터 단층촬영술로 바늘과 약물이 병이 있는 요추신경근에 정확히 도착함을 알려준다.

Percutaneous Endoscopic Lumbar Discectomy)이란 척추 신경과 그 신경을 둘러싸고 있는 디스크, 인대 또는 관절을 절개하지 않는 비수술적 치료 방법으로 최첨단 컴퓨터단층장비(CT)의 도움을 받아 더 안전하고 정확하게 시술할 수 있다.

영상증폭기만 사용하여 탐침하는 통증 치료는 신경근 근처의 근육과 인

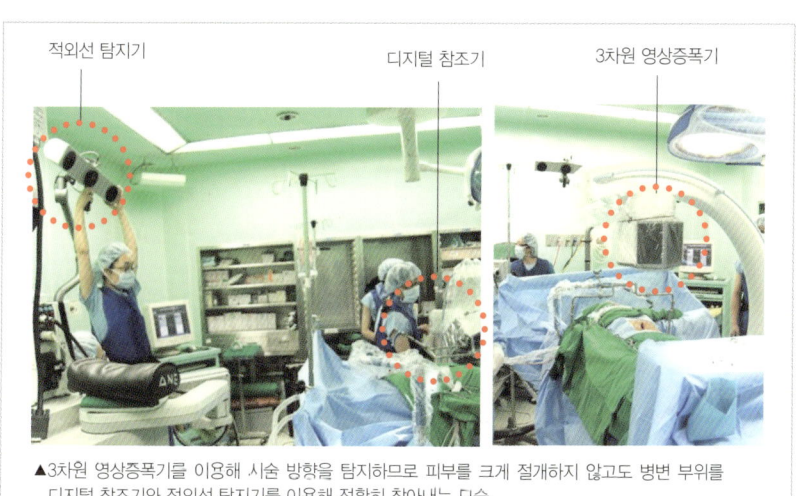

▲ 3차원 영상증폭기를 이용해 시술 방향을 탐지하므로 피부를 크게 절개하지 않고도 병변 부위를 디지털 참조기와 적외선 탐지기를 이용해 정확히 찾아내는 모습

대를 치료할 때 신경 또는 혈관과 주요 장기들을 직접 찌를 위험이 다소 있었다. 그러나 이 시술은 최첨단 내비게이션 장비를 장착한 다중 나선식 CT 및 3차원 영상증폭기(C-arm)를 이용하여 치료하기 때문에 안전하고, 빠르고 정확하게 목표 지점에 도달하여 진단하고 치료한다. 또 시뮬레이션을 통해 어느 부위에서 어떤 방향으로 시술해야 할지 가장 좋은 경로를 찾아 짧은 시간에 정밀하고 정교하게 시술한다. 이 시술은 우리들병원 의료진이 국내에서 처음으로 시도한 시술법이다.

가장 최근에는 O-arm 내비게이션 장비가 경추 및 흉추 시술에 도입, 보다 진일보한 미니맥스 척추시술을 실현하고 있다. O-arm 내비게이션 장비는 시술 부위를 촬영해 획득한 2차원 이미지를 내비게이션 장비로 전송하여, 3차원 이미지화한 후 이를 기반으로 보다 정확하고 안전한 미니맥스 척추시술이 가능하도록 한다.

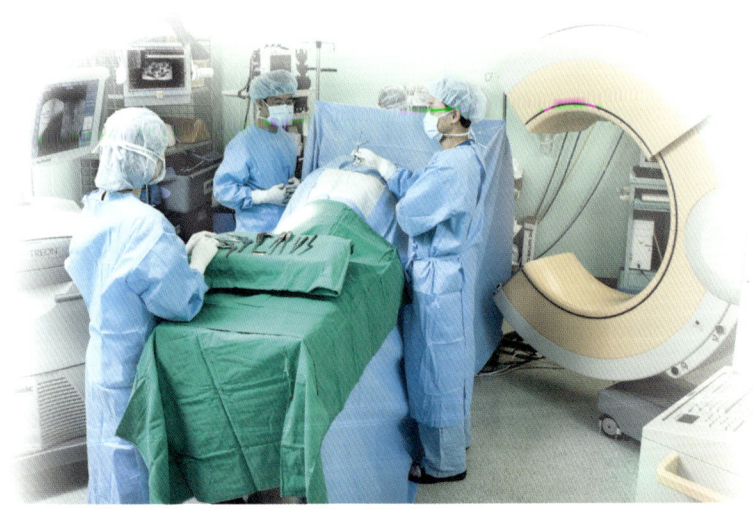

▲O-arm 내비게이션 척추시술 장면

Advice | 세계 속의 경피적 내시경 디스크 시술

경피적 내시경 디스크 시술은 피부에 약 0.6cm의 구멍을 뚫어 내시경과 레이저를 통해 치료하는 방법으로, 한국 우리들병원의 척추 디스크 치료 성적은 세계의 전문 병원을 앞지르는 가장 높은 수준이다. 미국 최소 침습 척추 내·외과 학술원(American academy of minimally invasive spinal medicine and surgery)이 전세계 척추 전문 병원 19곳을 조사한 결과, 한국의 '우리들병원'이 수술 성적에서 공동 1위, 수술 건수에서 최다 횟수를 기록한 것으로 나타났다. 이렇게 특정 의료 분야에서 세계적인 치료 성적을 낸 것은 서양 의술 도입 100년사에서 매우 드문 일이다.

내시경 디스크 시술을 시행하는 19개 병원 40명의 전문의를 대상으로 조사한 결과, 이들이 시술한 환자의 연령대는 14~87세로 소년과 노인 층에서도 가능했다. 총 2만 6,860명의 만족도와 후유증 등을 조사했다. 내시경 디스크 시술의 가장 큰 장점은 상처 부위가 작아 회복이 빠르다는 것이다. 기존에 1주일 이상 입원하던 것이 당일 퇴원이나 하루 정도 입원으로 줄어들었다. 마취제·진통제의 사용을 최소화하고, 밴드만으로도 감출 수 있을 정도로 흉터가 작아진 것도 이점이다.

이번 조사 결과 세계 19개 기관의 평균 환자 만족도(성공률)는 90% 이상이었다. 한국의 우리들병원은 94%로 미국 캘리포니아 척추 센터와 LA 시나이 병원과 함께 공동 1위에 올랐다. 증례도 한국이 8,000례로 가장 앞섰다.

부작용이나 후유증 조사에선 수술 부위 감염, 일시적 뇌척수액 유출, 운동 및 감각 신경 장애를 포함해 평균 1% 미만이었다. 이에 반해 전통적 관혈적 표준 디스크 절개술 부작용은 9~15%이다. 중요한 것은 재발률이다.

내시경 디스크 시술은 시술 공간이 좁고, 내시경으로 안을 들여다봐야 하기 때문에 경험이 없으면 튀어나온 디스크의 정확한 절제가 어려워 특별한 훈련이 필요하다. 엄밀히 말하면 탈출된 디스크 조각이 염증화, 섬유화되어 섬유륜 틈에 유착되거나 신경강 속으로 이동하여 그 파편을 끄집어내기가 어렵다. 경험이 많은 의사라도 만약 레이저나 고주파열을 사용하지 못하면 실패율이 15~30%나 된다. 실패하는 경우에는 절개 수술을 해야 한다.

그러나 이번 조사에선 전체 환자의 재발률이 세계적으로 널리 알려진 내시경 치료 센터에서 시술한 경우에 레이저나 고주파열을 사용했으므로 1%도 안 되는 0.79%로 나타나 그동안 논란이 되어온 재발률 문제가 일단락된 셈이다. 다행히도 우리들병원의 경우 부작용은 0.55%, 이로 인한 재수술은 34례로 0.42%를 기록했다. 내시경 디스크 시술이 개발된 처음에는 성공률이 매우 낮았다. 초기 의사들의 성공률은 50% 선이었다. 이는 내시경 구조가 매우 단순했기 때문이다. 내시경으로 먼저 환부를 들여다보고 난 뒤 레이저나 고주파열이 없어 시야가 불투명했고, 스테인리스로 된 집게를 집어넣어 감(感)만으로 시술했기 때문이다. 따라서 정말 병의 원인인 척추 신경 부근은 치료가 불확실했다.

요즘은 작업창이 달린 내시경이 개발되면서 내시경 시술의 성공률이 90%대가 된 새로운 시대를 맞이하게 되었다. 내부를 보는 동시에 작업창을 통해 측면 발사 레이저, 휘어지는 직선 발사 레이저, 자동 절제 흡입기, 휘는 고주파열, 그리고 갖가지 특별히 고안된 기구들을 집어넣어 디스크를 제거하기 때문에 신경 부위를 정확하고 안전하게 치료할 수 있게 되었다. 이런 첨단 기구가 부착되면서 상한 디스크만 제거하고, 정상 디스크 조직을 그대로 보존하여 주변 신경이나 근육·인대 등에 손상을 주지 않는 정밀도를 높였다.

이번 조사에선 대부분의 병원이 엔디야그와 홀뮴야그 레이저로 지혈하는 동시에 디스크를 태워 없앴고 고주파열 치료기나 전기 소작기를 활용하는 곳도 있었다. 우리들병원을 비롯해 4곳의 병원에서 디스크 바깥쪽 섬유륜의 찢어진 부위를 수축·응고시켜 통증을 차단했다. 새로운 내시경 레이저 수술 기구 개발 및 레이저 기술의 진보 덕분에 크고 심하게 탈출된 디스크 덩어리는 물론 척추협착증의 감압술, 척추 신경구멍 성형술까지 가능해졌다.

세계 주요 병원의 경피적 내시경 디스크 시술 성적

조사대상	수술환자(명)	성공률(%)	염증	뇌척수액유출	감각장애	운동결손	재수술	수술법
한국 우리들병원	0,000	94	16	0	20	8	34	R.L.B
미국 캘리포니아척추센터	1,940	94	2	3	6	2	4	R.L.B
미국 LA 시나이병원	1,250	94	1	0	17	3	5	L
브라질 포토 알레그레클리닉	150	92	1	4	1	2	0	B
미국 애리조나 피닉스병원	1,400	90	5	2	10	2	8	R.L.B
독일 뮌헨 알파 척추클리닉	4,600	90	0	25	20	25	10	L
미국 플로리다 통증센터	620	90	0	1	12	8	40	L
미국 캘리포니아대병원	1,650	90	2	0	0	0	45	-
프랑스 탈렌스병원	2,600	87	4	3	0	0	4	B
영국 랭커스터대병원	1,250	80	9	1	1	3	36	L

2 경피적 내시경 척추 디스크 시술의 다기관 연구

이 논문은 미국의 의학저널 《최소침습 척추 수술 및 기술》에 게재된 것으로, 미국의 존 추, 토니 영, 독일의 후글란트, 프랑스의 데스탄도, 가스탕비드, 스위스의 로어, 오스트리아의 아셔, 한국의 이상호 등이 공동 집필한 것이다. 척추 디스크 치료의 세계적 경향을 보여주며 특히 내시경과 레이저 병용 사용 시술에서 디스크 재발률이 1% 미만임이 보고되었다.

목적
요추·경추·흉추의 내시경 척추 디스크 시술의 전 군에서 전체적인 합병증률과 유병률의 발생 빈도를 정확하게 평가하기 위해 통계적 자료를 모으기 위함이며, 재수술의 비율을 알아보고, 척추 수술 전반에서 최소 침습적 시술의 최근 역할과 효율성을 알아보기 위함이다.

대상과 방법
최소 침습적 척추 디스크 시술을 시행하는 전 세계 19개 병원 40명의 척추 전문의와 연락하여 총 2만 6,860례 척추 시술의 통계를 수집하고 분석했다. 다양한 종류의 내시경과 조직의 손상을 최소화하기 위한 해부학적 접근, 고주파열 치료(Radio Frequency), 레이저, 양극 전기 소작기(Bipolar)를 이용하여 디스크 조직 강화의 방법을 사용했다.

결과
심각한 수술적 합병증의 발생률 – 예를 들어 추간판염(Discitis), 창상감염(Wound

Infection), 일시적 뇌척수액 유출(Transient Cerebrospinal Fluid Leak), 운동 및 감각 신경 손상(Motor and Sensory Loss), 그리고 신경 이상 감각(Dysesthesia) 등은 각각의 시술에서 1% 미만이었다. 전 군에서의 재발률도 1% 미만이었으며, 당일 시술, 최소 절개, 단시간 내 회복, 국소 마취, 최소량의 진통제 사용, 직장으로의 조기 복귀로 인해 환자의 만족도가 매우 높았다.

결론
요추·경추·흉추의 디스크 질환에 대한 관혈적 절개 수술을 대체할 수 있는 안전하고 확실한 대안은 경피적 내시경 디스크 시술 같은 최소 침습적 방법이다.

주요 단어
미세 현미경 디스크 절제술, 디스크 탈출증, 추간판 내 동통, 디스크 질환, 척추 내시경, 조직 강화, 척추골 성형술, 경피적 디스크 시술.

척추 디스크 시술의 최신 테크닉은 디스크 탈출증에서 내시경을 사용하지 않는 기존의 경피적 시술과 비교하기 힘들 정도로 달라졌다.

과거에는 디스크가 터지지 않아, 심하지 않은 디스크 질환만 치료했다. 다양한 디스크 질환의 해결책은 뚜렷한 시야 확보와 특정의 병리 구조와 통증의 연관 관계를 파악해야 가능하다.

내시경 디스크 시술에 대한 전 세계적인 멀티 센터의 문헌 연구는 1990년부터 시작되었다. 오닉과 많은 저자가 작은 디스크 탈출증의 자동 디스크 흡입 절제술(APLD)을 발표했고, 그 결론은 단순 요통과 퇴행성 디스크 질환이 있는 환자의 성공률(50%)보다 디스크 수핵 탈출증과 일치하는 징후, 증상, 신경 방사선학적 소견이 있는 환자에서 더 성공률(75%)이 높다는 것이었다. 추후에 발표된 세 편의 연구에서 보고된 바에 의하면 자동 디스크 흡입 절제술(APLD)의 전체적 성공률은 80%였다. 1996년에 한국의 이상호 팀이 보고한 바에 따르면 자동 디스크 흡입 절제술과 키모파파인 디스크 수핵 용해술을 받은 100명의 성공률이 80%인 데 반해 레이저를 병용한 내시경 레이저 허리 디스크 시술을 받은 환자의 성공률은 91%로 높아졌다.

오닉과 캠빈의 논쟁에서 뒤쪽으로 탈출된 조각을 목표로 한 내시경 미세 디스크 시술이 중앙 수핵 제거술인 자동 흡입술보다 월등하다는 것이 밝혀졌다. 1993년에 마이어와 브록이 진행한 두 편의 전향적 연구 논문과 1999년에 헤르만틴의 논문에서 내시경 허리 디스크 시술(PELD)을 시행한 환자의 입원 기간이 짧고, 수술 후 진통제가 필요 없으며, 직장으로의 빠른 복귀 등 장기적인 결과의 관점에서 보면 경피적 내시경 레이저 허리 디스크 시술은 후궁 절제술이나 미세 현미경 디스크 절제술보다 만족할 만한 대체 수술법이라고 보고되었다.

그럼에도 이후에 발표되는 논문의 내용을 검토해보면 내시경 레이저 허리 디스크 시술은 단지 섬유륜을 뚫고 나가지 않은 작은 돌출 디스크만 치료할 수 있으며, 아직 실험 단계라고 결론을 맺어놓았다. 따라서 이 논문을 쓰게 된 목적은 내시경을 사용하지 않는 수술이 아닌 '내시경을 사용하는 디스크 시술'의 전 군에서 전체적인 합병증률과 유병률의 발생 빈도를 정확하게 평가하고, 재수술의 비율, 척추 수술 전반에서 시술의 최근 역할과 효율성을 알리기 위함이다.

새로운 기구 개발, 특별히 내시경이 동반된 미세 현미경 디스크 절제술, 광학의 발전과 레이저 기술의 진보 등을 통하여 현재에는 크고 심하게 탈출된 디스크 덩어리도 제거가 가능해졌고, 정후방 및 측면 협착증의 감압 및 효과적인 척추 뼈 성형술까지 가능해졌다. 목, 등, 허리 척추 전역에서 디스크 수핵 탈출증은 디스크 조영술 유발 검사로 확인하여 내시경 레이저 시술이 가능하다.

대상과 방법

전체 환자 집단 : 총 2만 6,860명의 환자가 디스크 탈출로 인한 신경근염 및 신경근 통증의 징후와 증상을 호소하고, 6개월간의 보존적 치료에서 요통 및 경추통이 사라지지 않으며, 디스크 질환과 일치하는 신경방사선학적 소견을 보였다. 연령대는 14세부터 87세까지였으며 남녀가 고루 분포했다. 초기의 내시경 디스크 시술은 단지 신경근을 압박하는 단순 허리 디스크 탈출증에만 효과가 있었다. 경추 및 흉추 디스크 탈출증과 탈출된 디스크 덩어리가 분리되거나 이동한 경우, 혹은 외측 협착증이 있을 때에는 적절하게 치료되지 못했다.

시술적 도달법 : 다양한 시술적 도달법(경추·흉추·요추)이 기존에 보고되었다. 척추의 모든 부분에서 단지 작은 절개만 필요했고 조직 손상도 최소화되었다. 보통 당일 퇴원하며 시술 부위는 밴드로 가릴 수 있을 정도로 작았다.

시술 중의 확인

내시경으로 내부 조직을 쉽게 볼 수 있다. 섬유륜 주변의 이상 조직은 고주파열로 응고시키거나 미세 집게로 쉽게 제거된다. 일단 신경근이 확실히 확인되면 섬유륜을 둥근 톱(천공자)이나 폐색자(Obturator)로 쉽게 뚫고 들어가 각종 미세 집게 등으로 디스크 파편 덩어리를 끄집어내어 제거한다. 이 수술은 경막 내 또는 척추 간 구멍 쪽으로 이동되거나 탈출된 디스크 파편 덩어리 제거도 가능하다. 뼈가 돌출(Osteophytes)되었거나 신경근에 유착이 있는 환자는 내시경 레이저를 이용해 추간공측방 감압 시술(Foraminoplasty)을 받았다. 나쁜 뼈를 제거하기 위해서는 미세 특수 기구를 이용한다.

디스크 조직 강화 : 엔디 야그 레이저는 4개의 병원에서 이용했고, 홀뮴 야그 레이저는 8개 센터에서 지혈을 하고 디스크를 태워 없애기 위해, 4개의 병원에서는 뼈와 반흔을 제거하기 위해 사용했으며, 6개 센터에서 고주파열 치료를 행하며 양극 전기 소작기는 7개 센터에서 사용했다. 4개의 병원(우리들병원 포함)에서는 이 모든 양식의 시술이 가능하고 온도 조절이 가능하며 병변을 응고할 수 있는 섬유륜 열성형술(Thermal Annuloplasty)로 찢어진 부분을 수축하기 위해 사용했다.

결 과

내시경 디스크 시술을 행하는 19개 병원에서 얻은 데이터를 요약한 결과 대부분의 사례가 당일 외래 시술이며, 하루 이상 입원한 경우는 10% 미만이었다. 추간판염의 61명의 환자 중 단지 11명만이 세균에 감염되었고, 모든 환자가 항생제 치료로 회복되었다.

전체적인 시술 후 합병증률은 1% 미만이었으며 사망한 경우는 없었다. 9명의 척추 의사에 의하면 48명의 뇌척수액 유출이 있었으며 수술적 재건 치료는 필요하지 않았다.

가장 흔한 후유증으로는 이상 감각이 126명으로 가장 많았으며 교감 신경계 이상으로 인한 악화가 있었지만 매우 드물었다. 비스테로이드계 항자극성 약물이 비효과적인 경우 알파 차단제나 교감신경 차단제를 처방했다. 88명(0.32%)에서 운동 및 감각 신경 결함이 있었고, 126명의 이상 감각은 일시적이었으며, 전체 환자 만족도는 90% 이상이었다(범위 80~94%). 219명(0.79%)의 환자가 2차적 수술을 해야 했다.

고찰

세계적으로 문헌 보고에 의하면 5만여 건의 뉴클레오톰을 이용한 경피적 디스크 자동 절제 흡입술의 성공률은 약 80%임을 입증하고 있다. 10년 동안의 시술 경험과 부가적으로 내시경을 이용한 지속적인 감시와 특수 시술 기구의 발전은 내시경 척추 디스크 시술을 하는 척추 의사들이 병적인 디스크 탈출 수핵의 제거를 지속적으로 관찰하면서 신경 경막 내 공간을 살피고, 탈출되어 분리된 디스크 파편 덩어리 조각을 확인하며, 뼈가 돌출된 돌기와 협착증으로 좁아진 신경 구멍을 감압할 수 있게 했다.

중앙 디스크 수핵 제거술은 내시경 허리 디스크 시술(PELD)의 초기 테크닉으로 그 이후로는 더욱 발전해 시술 시 신경근이 다치지 않도록 파악함과 동시에, 척추관 내부를 보면서 균열된 섬유륜을 성형할 수 있었고, 필요한 경우 레이저 및 기계적 추간공 성형술을 이용했다. 이 경우 2차 수술이 필요한 경우는 극히 적었다.

결론

요추·경추·흉추에서의 내시경 디스크 시술 건기! 필효 더 ' 구른 씬새 하는 관혈적 표준 현미경 수술보다 여러 가지 장점이 있음을 입증한다.

내시경 디스크 시술로 사망하는 경우는 없었으며, 전신마취로 인한 합병증도 없었고, 수혈도 필요 없었다. 이환율도 1% 이내이므로 환자의 만족도는 80~94%로 매우 높았다.

더 많은 환자가 내시경 디스크 시술에 관심을 가지는 추세이다. 그것은 당일 시술과 퇴원이 가능하고, 레이저의 보조적 사용, 밴드로 가릴 수 있는 작은 상처, 빠른 회복, 낮은 치료비와 입원비, 직장으로 빨리 복귀할 수 있기 때문이다.